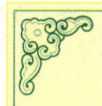

国医绝学百日通

中药汉方面膜美人

李玉波　翟志光　袁香桃◎主编

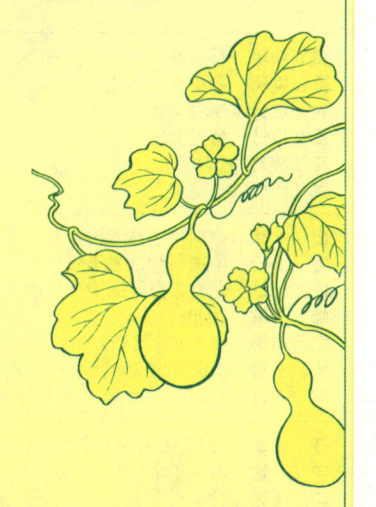

中国科学技术出版社
·北京·

图书在版编目（CIP）数据

中药汉方面膜美人 / 李玉波, 翟志光, 袁香桃主编. —— 北京：中国科学技术出版社, 2025.2

（国医绝学百日通）

ISBN 978-7-5236-0766-4

Ⅰ.①中… Ⅱ.①李… ②翟… ③袁… Ⅲ.①中草药—面膜 Ⅳ.①TQ658.2

中国国家版本馆CIP数据核字（2024）第098642号

策划编辑	符晓静　李洁　卢紫晔
责任编辑	曹小雅　王晓平
封面设计	博悦文化
正文设计	博悦文化
责任校对	焦　宁
责任印制	李晓霖

出　　版	中国科学技术出版社
发　　行	中国科学技术出版社有限公司
地　　址	北京市海淀区中关村南大街 16 号
邮　　编	100081
发行电话	010-62173865
传　　真	010-62173081
网　　址	http://www.cspbooks.com.cn

开　　本	787毫米×1092毫米　1/32
字　　数	4100千字
印　　张	123
版　　次	2025 年 2 月第 1 版
印　　次	2025 年 2 月第 1 次印刷
印　　刷	小森印刷（天津）有限公司
书　　号	ISBN 978-7-5236-0766-4 / R・3282
定　　价	615.00元（全41册）

（凡购买本社图书，如有缺页、倒页、脱页者，本社销售中心负责调换）

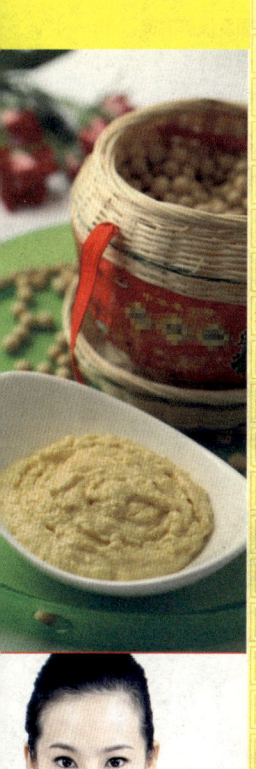

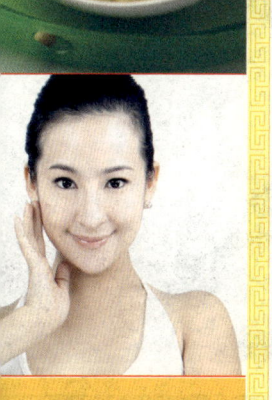

《目录》

第一章
解读中药汉方面膜——面膜美人护理密语

中药汉方美颜面膜的发展史.................2
中药汉方美颜面膜的功效.................4
面膜美人必知的敷面膜法.................6
强力推荐的黄金美容中药.................8
其他常用汉方美容中药一览表.................9
自测——测一测你的皮肤安全吗.................11
中药汉方面膜护肤的问与答.................12

第二章
细致毛孔类中药汉方面膜

毛孔粗大的形成原因及保养对策.................14
桑椹蜂蜜紧肤面膜.................15
蜂蜜蛋清细致面膜.................15
薏仁荷叶紧肤面膜.................16
果蜜苏打粉紧肤面膜.................17
酸奶玉米粉紧肤面膜.................17
淮山冬瓜细致面膜.................18
茄蜜紧肤面膜.................19
珍珠米水紧致面膜.................19
西红柿蜂蜜紧肤面膜.................20
芦荟蜂蜜紧肤面膜.................21

茯苓蜂蜜紧致面膜..............21
蜂蜜豆粉紧肤面膜..............22
蜂蜜小苏打紧肤面膜..........23
芦荟蛋清盐紧肤面膜..........23
车前子小黄瓜紧肤面膜......24

第三章
补水保湿类中药汉方面膜

皮肤干燥的形成原因及保养对策...26
柠檬奶蜜补水面膜..............27
芦荟黄瓜补水面膜..............27
薏仁芦荟润白面膜..............28
橘汁芦荟保湿面膜..............29
蜂蜜香蕉滋润面膜..............29
杏仁奶蜜保湿面膜..............30
蜂蜜牛奶滋润面膜..............31
蜂蜜豆腐保湿面膜..............31
白及芦荟保湿美白面膜......32
核桃蜂蜜润肤面膜..............33
蜂蜜玉米保湿面膜..............33
甘草米汤保湿面膜..............34
芦荟白醋水润面膜..............35
薏仁冬瓜保湿面膜..............35
芦荟酸奶补水面膜..............36
蜂蜜柠檬补水面膜..............37
杏仁蜜桃补水面膜..............37
冬瓜西红柿补水面膜..........38

第四章
活肤亮颜类中药汉方面膜

皮肤暗沉的形成原因及保养对策...40
杏仁蜂蜜亮颜面膜..............41
西瓜皮蜂蜜亮肤面膜..........41
珍珠粉蜂蜜美白面膜..........42
双汁蛋粉活肤面膜..............43

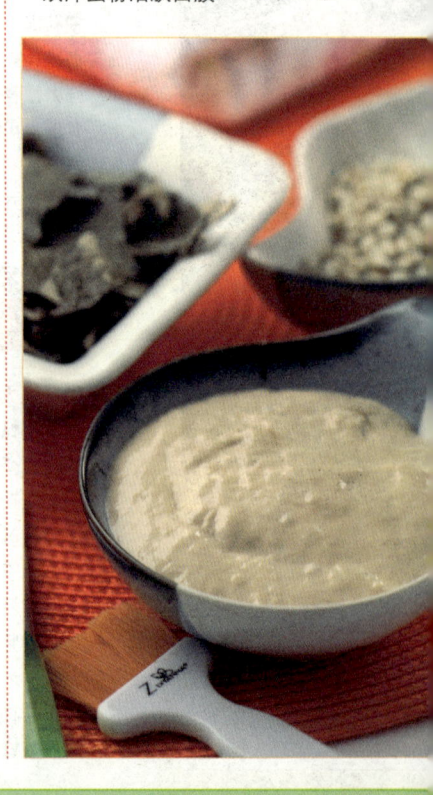

蜂蜜麦片亮颜面膜..................43

白及西红柿亮颜面膜..............44

茯苓豆粉亮颜面膜..................45

冬瓜蜂蜜活肤面膜..................45

珍珠粉亮颜面膜......................46

蜂蜜海带活肤面膜..................47

芦荟芹菜活肤面膜..................47

红酒芦荟亮颜面膜..................48

椰汁芦荟活肤面膜..................49

淮山莲子焕肤面膜..................49

珍珠粉奶蜜面膜......................50

白芷维E美白面膜....................51

芦荟黑芝麻美白面膜..............51

珍珠红酒美白面膜..................52

第五章 控油祛痘类中药汉方面膜

油性皮肤的形成原因及保养对策....54

薏仁粉黄瓜控油面膜..............55

冰片细盐祛痘面膜..................55

金盏花奶酪祛痘面膜..............56

菠萝金银花祛痘面膜..............57

金银花橘子祛痘面膜..............57

芦荟蜂蜜祛痘消炎面膜..........58

薏仁黄豆祛痘面膜..................59

玫瑰双粉控油面膜..................59

杏仁粗盐去角质面膜..............60

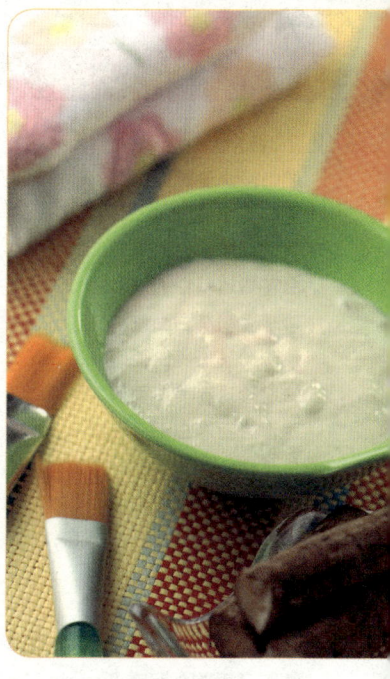

白芷黄瓜柠檬抗菌面膜..........61

白芷豆粉控油面膜..................61

甘菊白及蛋清控油面膜..........62

苦瓜祛痘面膜..........................63

牛奶野菊花控油面膜..............63

蜜醋西红柿控油洁肤面膜......64

柠檬果泥祛痘面膜..................65

绿豆粉盐祛痘面膜..................65

蜂蜜面粉祛痘润白面膜..........66

第六章 美白祛斑类中药汉方面膜

色斑皮肤的形成原因及保养对策 68
 淮山酸奶淡斑面膜................ 69
 薏仁美白面膜..................... 69
 薏仁豆腐美白面膜................ 70
 白芷蜂蜜美白面膜................ 71
 珍珠豆粉美白面膜................ 71
 珍珠粉祛斑美白面膜............. 72
 蜂蜜珍珠粉美白面膜............. 73
 蒜蓉蜂蜜净白面膜................ 73
 甘草薏仁抗斑美白面膜.......... 74
 酸奶酵母粉美白面膜............. 75
 白术米醋祛斑面膜................ 75
 白芷牛奶淡斑面膜................ 76
 当归芦笋美白面膜................ 77
 菊花白芷淡斑面膜................ 77
 蜂蜜月季美白面膜................ 78

第七章 抗老嫩肤类中药汉方面膜

皮肤老化的形成原因及保养对策 80
 蜂蜜牛奶抗老面膜................ 81
 栗子蜂蜜祛皱面膜................ 81
 白芷杏仁抗皱面膜................ 82
 双粉蛋清抗皱面膜................ 83
 蛋清菊花祛皱面膜................ 83
 茯苓甘草西红柿面膜............. 84
 三白嫩肤抗衰面膜................ 85
 甘草当归绿豆面膜................ 85
 当归川芎抗皱面膜................ 86
 淮山丹参祛皱面膜................ 87
 茯苓双白面膜..................... 87
 枸杞子牛奶面膜.................. 88
 泽泻白术美容面膜................ 89
 薏仁百合蜜面膜.................. 89
 芦荟牛蒡绿茶祛皱面膜......... 90

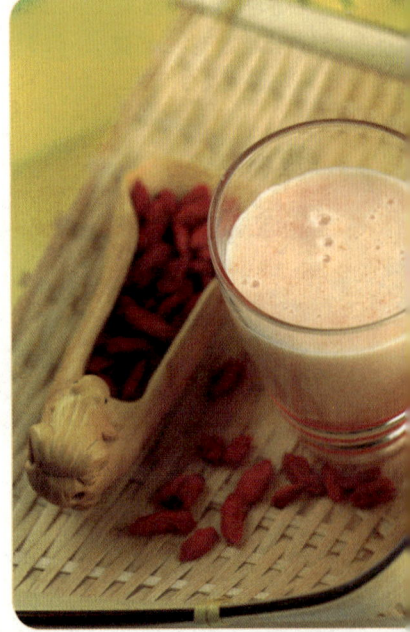

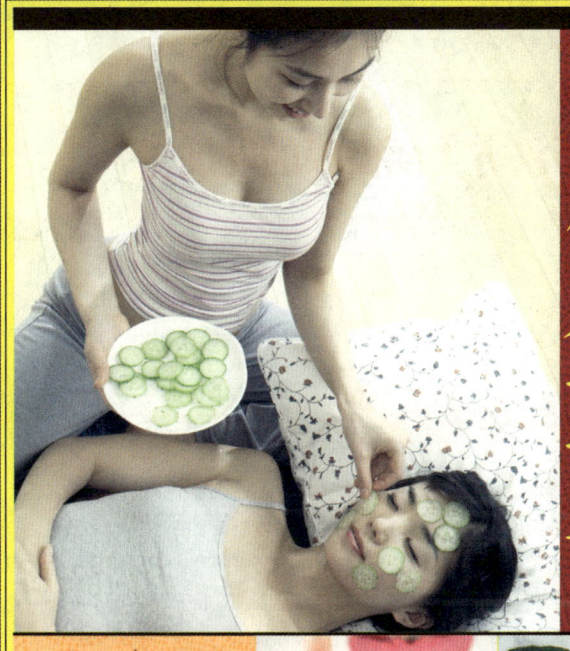

第一章 解读中药汉方面膜
——面膜美人护理密语

醉面……

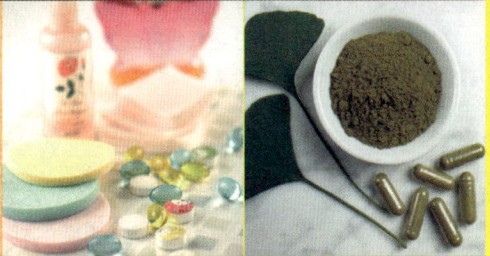

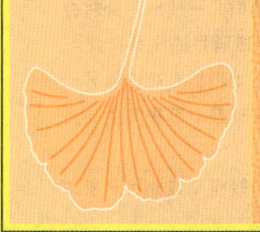

中药汉方面膜以独具的"天然、绿色、安全、无毒副作用"等特色，越来越受到人们的青睐，并逐渐成为当今社会推崇的一种美容趋势。

中药汉方美颜面膜的发展史

中药汉方美颜在我国已经有几千年的历史了,它是古人留给我们的美容瑰宝,是中华民族智慧的结晶,更是中国传统医学博大精深的体现!

远古时代的汉方美容术

早在原始部落时期,古人就凭借自己对美的执着进行着不懈的追求,用自己的双手努力去实践,将大自然赋予的中药精华制成了各种各样天然的汉方美容品。手如柔荑、肤如凝脂、领如蝤蛴、巧笑倩兮、美目盼兮中华女子的清秀健康之美,经《诗经》被婉约传唱至今。这也充分体现了在远古时代,人们对美已经有了很深刻的认识。

据悉,黄帝的妃子就已经熟知用白芷、白及等中药来润泽皮肤、美容养颜了,这大概就是原始的面膜形态吧。

封建社会的汉方美容术

随着社会的发展,人们对美容也有了更进一步的追求。尤其是中国长达几千年的封建王朝的皇后和贵妃们,都希望获得皇帝的偏爱,拥有"后宫佳丽三千人,万千宠爱集一身"的荣耀。于是,她们几乎使出浑身解数来呵护自己的容颜。但是,当时并没有现代社会琳琅满目的高科技化妆品,所以最原始、最天然的中药汉方美颜方法就成了她们的首选。从另一个角度而言,这些后宫佳丽们的美容护肤之道,其实就是一部极其生动、具有中华民族特色而又得到历史印证的美容史。

从杨贵妃的"杨太真红玉青"(由杏仁、滑石、轻粉制成)到慈禧太后的"玉容散"等,她们的美容护肤术都曾被无数人推崇。这也是在没有名牌化妆品的封建社会时期,女人们依然能手如葱白、肤如熟蛋清的奥秘!

除了后宫佳丽所用的与民间流传的汉方面膜,从"药王"孙思邈到"医圣"李时珍,古代的很多名医也为汉方面膜做出了突出贡献。在他们看来:"人以天地之气生",他们非常讲究中药草的天然灵气与身心完美融合,一切以天然为本,给后人留下了很多美容汉方瑰宝!尤其是李时珍的《**本草纲目**》,集前人之大成,记载了165味中药的美容护肤作用,强调由内而外,从根本去呵护、修复皮肤细胞,还原皮肤最初的健康本质,甚至可将皮肤提升到一个更高的层次。以上种种,不但为汉方美颜面膜奠定了理论基础,更为我们提供了坚实的实践依据。

汉方美颜面膜已经成为近代的一种美容趋势

到了近代,国际美容界才真正认识到,利用汉方面膜美颜是一种既简约有效又绿色安全的美容方法。

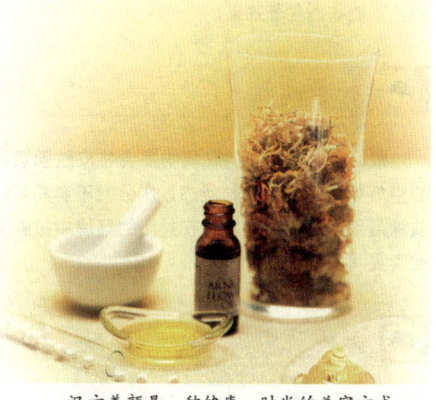

从欧洲的芳香疗法到东方的本草护肤,世界美容界以博大精深的中医理论作为支持,通过不断研发、创新,最终高高举起了汉方美颜的美容大旗,用天然的植物精华取代冰冷的高科技化妆品,让汉方美颜逐渐成为当今流行的美容趋势之一。

汉方养颜是一种健康、时尚的美容方式

中药汉方美颜面膜的功效

肤如凝脂、面若桃花是每一个女性梦寐以求的美颜状态。然而,由于工作压力的增加、饮食结构的不合理等,现代女性的皮肤状态也越来越不尽如人意。专家指出,如果想恢复娇嫩光滑的皮肤,中药汉方美颜面膜必不可少。下面就先来了解一下中药汉方美颜面膜的几大重要功效吧!

细致毛孔

油脂过多对毛孔造成的阻塞往往是毛孔粗大的最主要原因。细致、近乎隐形的毛孔,不仅有助于平滑肤质,还能展现皮肤的光泽和通透感,更是女性自信的动力来源。将具有补水功效的汉方面膜敷于脸部,面膜里的水分和精华液会逐渐渗入皮肤,通过平衡水油进一步对皮肤起到收敛、细致毛孔的作用。需要注意的是,汉方面膜细致毛孔的功效需要长期坚持使用,才能收到显著效果。

补水保湿

敷面时,面膜中的黏稠物质会将皮肤紧紧地包裹起来,使皮肤与外界的空气处于近乎隔绝的状态,水分就不容易因蒸发而流失掉。这时候,皮肤深层细胞的角质层就会在封闭的环境中被补充到大量的水分,皮肤自然就会湿润水嫩起来。

活肤亮颜

美容专家指出,迅速给皮肤补充营养的美容方法之一就是敷面膜。敷面膜的最佳时长是15～20分钟。这期间，面膜中的营养精华可以充分渗入皮肤深层。另外，随着敷面膜时间的持续，皮肤表面会渐渐地"暖和"起来，促进毛细血管扩张，血液循环加速，从而促进皮肤吸收面膜中的营养成分，起到活肤亮颜的作用。

控油祛痘

痘痘肤最主要的形成原因就是油脂过多，阻塞了毛孔。敷用汉方美颜面膜的过程，会使皮肤表面温度逐渐升高、毛孔扩张，这就充分发挥了面膜的清洁疏导作用，可以将皮肤里的油脂以及各种灰尘通过汗液的分泌排出体外，从根本上排除了形成痘痘的环境，有效起到控油祛痘的效果。

抗老嫩肤

抗老嫩肤也是汉方面膜的主要功效之一。面膜敷在脸上，在渐渐干燥的过程中会形成一层薄薄的膜状物。专家指出，在这个过程中，皮肤缓缓地适度收紧，就会对皮肤形成一种良好的刺激，从而让皱纹舒展开来，起到很好的抗老嫩肤作用。

美白祛斑

美白祛斑是很多面膜都具有的功效，但在这些市售面膜中，大部分都添加了化学物质。中药汉方美颜自制面膜，是由纯中药、植物精华制作而成的，如用珍珠粉等，对皮肤无副作用，长期坚持使用可以起到很好的美白祛斑作用。

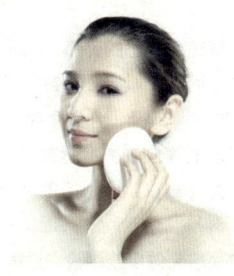

要想自己的皮肤恢复娇嫩光滑，赶快来做汉方美颜面膜吧

面膜美人必知的敷面膜法

面膜护肤已经逐渐成为美容的必修课，大多数女性朋友都很喜欢敷面膜，但怎样才能把面膜的功效发挥得淋漓尽致，让自己拥有水嫩光彩、白皙透亮的皮肤呢？首先还是来了解一下面膜的正确敷法吧！

敷面膜前的准备工作

◎**使用面膜前先清洁脸部**。首先，应该将脸部毛孔中的污垢彻底清除（一般可先用热水洗脸或者用热毛巾敷脸），让毛孔扩张，营养物质会更容易吸收，敷面膜时才能起到更好的作用。另外，也可以先洗一个舒服的热水澡，因为刚洗完澡也是最佳的敷面膜时机。这是由于洗澡后血液循环畅通，皮肤还保留温热效果，毛孔微微张开，此时敷上面膜，清洁、保养效果可以倍增！

◎**选择适合自己的面膜**。由于每个人的肤质不同，所以要根据自己目前的肤况有的放矢地选择适合的面膜。

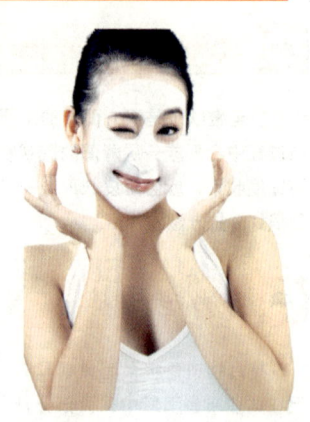

中药汉方面膜制作方便，长期坚持对皮肤非常有益

◎**自制面膜应浓稠度适宜**。自制面膜最好的浓稠度为汤匙拉起后，掉落缓慢，适当有点黏稠的感觉。这是因为太稀的面膜不容易黏附在脸上，而太稠的面膜则很难涂抹均匀。

◎**敷面前先做皮肤测验**。过敏性肤质的女性朋友可能会对含特殊成分的化妆品过敏，因此在使用新调试好的面膜前，可在手腕内侧做皮肤过敏测验。

敷面膜时的注意事项

◎**敷面膜时要覆盖脸部的每一寸皮肤**。这是由于脸部有凹有凸，很不容易覆盖，如颧骨、下巴等处，因此要轻轻按压面膜，使其完全覆盖、贴合脸部皮肤，才能收到最佳的效果。

◎**宜选用仰卧的姿势敷脸**。敷脸时采用仰卧的姿势可以利用地心引力原理增加渗透效果，更能加强面膜对脸的服帖度，这样自然就会加强营养成分的渗透。

◎**面膜不要敷太久**。敷面膜的平均时间以15~20分钟为宜，15~20分钟的敷面时间足以让面膜上的营养物质被脸部皮肤吸收。如果等干透了才揭下来，或者是带着它入睡，那么变干的面膜不仅会带走皮肤本身的水分，让皮肤闷热不透气、呼吸不畅，甚至还会造成皮肤的损伤，对于皮肤来说反而是一种负担。

◎**汉方面膜应即用即调**。由于自制的面膜对于材料的保鲜有一定的要求，因此最好的使用方法是即用即调。如果使用后的面膜还剩很多，可以用它敷贴身体的其他部位。

◎**当敷用某款面膜后皮肤容易过敏或敷用面膜前脸上有伤口时，一定要暂停敷面**。如果在此时进行敷面，不仅起不到美容效果，相反还可能会加剧对皮肤的损伤。

敷面膜后的皮肤保养法

◎**敷后按摩**。敷用面膜后，将脸洗净，利用手掌上的温度轻压拍抚皮肤，可促进脸部的血液循环，帮助保养品完全渗入皮肤、被皮肤吸收，使脸部更有光彩！

◎**进行后续保养**。敷完脸可以马上搽上乳液，因为敷完脸的后续保养是保湿的关键。马上搽乳液或乳霜可把水分锁在皮肤里不被蒸发，让皮肤持久保湿。

◎**不要马上化妆**。保持脸部毛孔畅通可以增加皮肤的弹性，也让敷面膜的效果更为持久！

强力推荐的黄金美容中药

◎ **枸杞子**。美容专家指出,枸杞子含有氨基酸、粗蛋白等多种有效美容成分,无论是用来做面膜还是制作药膳服用,都可以起到防皱养颜的功效。

◎ **当归**。当归的补血活血功效尤其显著,具有抗衰老的美容功效。最重要的是,当归还是"抗斑斗士",经常用当归作为材料自制汉方面膜,可以起到很好的抗斑、淡斑的作用。

◎ **黑芝麻**。黑芝麻含有大量的不饱和脂肪酸和维生素E,对延缓皮肤衰老非常有益。

◎ **百合**。百合富含黏液质和维生素,具有促进皮肤新陈代谢以及除皱防衰、防治皮肤病的功效,是最常用的美容珍品之一。

◎ **人参**。人参是很多化妆品中必不可少的成分,可以扩张皮肤的毛细血管,促进皮肤的血液循环,增加皮肤营养,防止皮肤脱水、起皱,从而增加皮肤的弹性,使细胞得到新生,对保持皮肤的滋润、延缓衰老效果显著。

◎ **珍珠**。将珍珠研磨成粉,再配以其他美容材料制作面膜,经常敷面,可令皮肤看起来白润而有光泽,如同珍珠的表面一样亮白。

◎ **何首乌**。现代药理学研究证实,何首乌可以促进细胞获得充足的营养,从而使皮肤红润、有光泽。

◎ **麦门冬**。麦门冬具有补中益气、强阴益肾的功效。将麦门冬泡茶饮用,可以促使气血充足;制成药膳,可以润肺益胃;制成面膜敷面,可以令皮肤红润光洁。

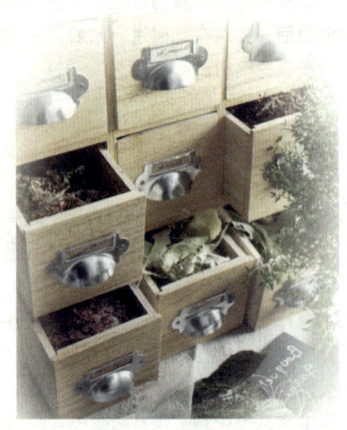

经常用中药制作汉方面膜,美容又健康

其他常用汉方美容中药一览表

中药名称	功效与主治
阿胶	滋养、止血、强身
白芍	止痉挛、镇痛、解热
白术	助消化、镇静、止泻
白芷	通窍止痛、消肿排脓、燥湿止带
板蓝根	清热解毒
薄荷	消炎、镇痛
苍耳子	消炎、抑菌
柴胡	镇痛、解热、镇静、止咳
陈皮	止咳化痰、增进食欲、解毒、利尿
川芎	镇静、抗菌
丹参	消肿、镇痛、调经、止泻
党参	强身、滋养、降血压
杜仲	强化筋骨、安胎、降血压
甘草	镇痛、止咳、消炎
桂枝	镇痛、解热、健胃、抗菌
红花	镇痛、促进血液循环、通经、化痰
红芍	镇静、镇痛、止痉挛、消炎

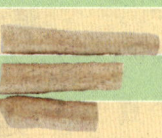

中药名称	功效与主治
胡桃仁	强身、抗气喘
黄莲	抗菌、消炎、利胆
黄芩	抗菌、解毒、解热、利尿、抗过敏
藿香	增进食欲、消暑解热
菊花	消炎、镇痛、抗菌
决明子	消炎、降血压、利尿
连翘	抗菌、消肿、利尿
灵芝	强身、镇静、止咳、化痰
牛蒡	清热、解毒
枇杷叶	除菌、化痰、健胃
肉桂	滋养、强身
桑葚	滋养、通便
山药	滋养、抗衰老
芍药	止痛、活血
生地黄	解热、止血
天门冬	滋养、止咳、化痰
乌梅	止咳、抗菌、止泻
野菊花	解热、消肿、化脓
益母草	消肿、利尿、调经
郁金	利胆、镇痛、止血
金银花	清热解毒、抗菌

自测——测一测你的皮肤安全吗

俗话说："知己知彼，方能百战百胜。"皮肤的保养也是这样。因此，在进行具体的护肤前，先来做一下皮肤安全自测，真正做到"知己知彼"。

1.含水量检测：你的皮肤干燥且不易上妆吗？
A.看起来细致有光泽　B.看起来干燥且有浮粉现象　C.干燥且有脱屑现象

2.出油量检测：你的毛孔粗大吗？
A.很细致，几乎看不到毛孔　B.T字区明显，两颊还好　C.毛孔粗大明显

3.紧致度检测：你的脸上是否有皱纹？
A.几乎没有　B.笑的时候才有几条细纹牵动　C.眼角嘴边有较深的纹路或细纹

4.均匀度检测：你的脸上是否有斑点？
A.几乎不长　B.只有几个斑点　C.斑点多而且颜色较深

5.光泽度检测：你的皮肤是否暗沉？
A.皮肤明亮且呈粉嫩状　B.皮肤晦暗　C.皮肤蜡黄且充满疲倦感

6.细致度检测：你脸部的纹理是否细致？
A.几乎看不到纹理　B.只看得到横向肌纹理　C.全脸毛孔很大且纹理明显

备注：以上题目选A得3分，选B得2分，选C得1分。

◎**7分以下：**要特别注意！再不保养的话，你的皮肤就要出问题了！建议每周敷面膜2～3次，每周做1次全面保养。

◎**8～12分：**要引起注意了，因为你的皮肤已经在抗议了！建议每周敷面膜1～2次，每月做1～2次全面保养。

◎**13分以上：**总体上较安全！但也不要因为天生丽质就随意偷懒，因为肤质会随着生活环境或身体状况而有所改变。建议每周敷面膜1次，每月做1次全面保养。

中药汉方面膜护肤的问与答

问：汉方面膜应该多久使用一次？

答：根据面膜功效以及每个人皮肤性质的不同，面膜的使用频率也有所区别。一般来说，保湿面膜基本上可以天天使用；深层清洁面膜和滋润面膜每周使用不可超过两次；具有其他特殊功效的面膜不适宜频繁使用，一周使用一次即可。

问：一天中何时敷汉方面膜最有效？

答：皮肤的吸收能力和敷面膜的具体时间没有直接关系，但是在皮肤表面温度较高或者血液循环好的时候，皮肤对有效成分的吸收效果会好一些。做完运动、洗完热水澡后都是很好的敷面膜时机。一般来说，由于晚上时间比较充裕，所以建议晚上沐浴及洗脸后敷面膜。

问：汉方面膜敷得越厚效果越好吗？

答：大部分面膜敷得越厚越能发挥作用，因为只有敷得较厚，才能完全封住表皮层，让皮肤升温，以便全面发挥面膜的功效。但是有些面膜敷得过厚反而会让皮肤透不过气来，造成皮肤"缺氧"而无法吸收面膜中的营养成分。因此，面膜敷得薄厚要根据面膜本身的材料而定。

问：汉方面膜敷得越久效果越好吗？

答：一般建议敷面膜的时间是15~20分钟。因为在这个时间段，皮肤对有效成分的吸收已经饱和了，所以没必要增加敷面膜的时间。另外，面膜敷得太久，可能还会对皮肤造成一些伤害。

问：汉方面膜如果一次用不完，应该怎样保存？

答：大多数自制汉方面膜都不宜长期保存，最好一次用完。但如果一次未能用完，需要保存起来时，一定要用带盖的、封闭性好的容器封好，放入冰箱中冷藏保存，但保存时间不宜超过一周。取用时最好用工具挖取，而不要直接用手。如果一次取用的面膜没有用完，不要放回容器中，要直接扔掉。

第二章 细致毛孔类中药汉方面膜

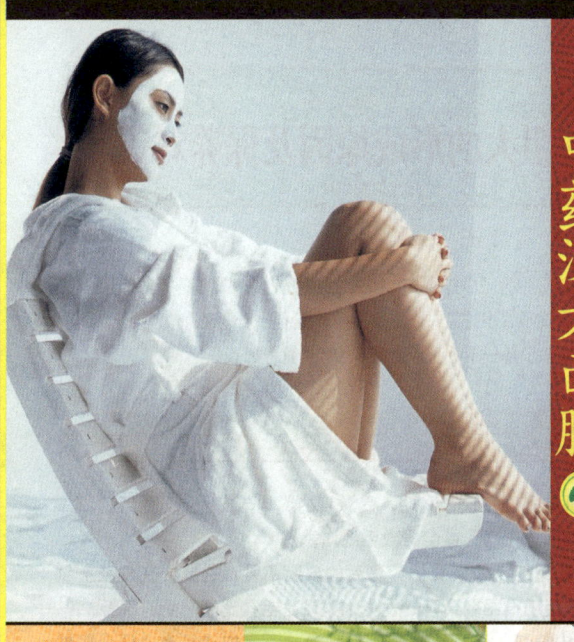

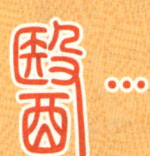

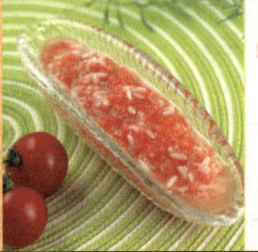

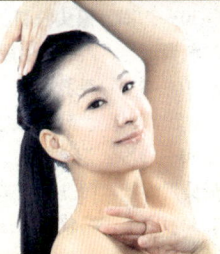

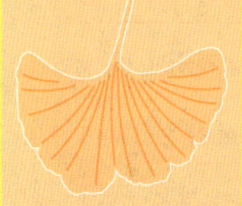

面膜……

　　收缩毛孔虽然是一项有一定难度的保养工作，但是汉方面膜却能轻易做到！中药汉方面膜不仅可以为皮肤提供更多的水分和营养，及时细致毛孔，而且能长效改善肤质，使皮肤变得平滑、紧致。

毛孔粗大的形成原因及保养对策

毛孔粗大的脸部被称为"小柠檬",如果生活用"小柠檬"来形容,无疑是幸福的,但皮肤如果变成了"小柠檬",那就要用"苦涩"来形容了。为了避免过早经历"苦涩",赶紧来了解一下毛孔粗大的原因以及保养对策吧!

形成原因

◎**10~19岁:毛孔堵塞**。在这个时期,受激素的影响,皮脂腺分泌旺盛。如果没有及时把皮脂清理干净,就会导致毛孔堵塞。

◎**20~29岁:毛孔泛红**。如果放任分泌后的皮脂不管,它就会在皮肤上氧化,遇到刺激物质毛孔周围就会开始发炎,这就是毛孔泛红产生的原因。

◎**30~39岁:黑头粉刺**。毛孔周围若因为刺激物质而持续发炎,便会形成黑色素沉淀,因此产生黑头粉刺。

◎**40~49岁:毛孔粗大**。这个时期的皮肤渐渐失去弹性,毛孔也会越来越大,因而出现了毛孔粗大的问题。

◎**50~59岁:泪滴毛孔**。随着皮肤逐渐变得松弛,毛孔也跟着变大,最后形成泪滴状,即出现泪滴形毛孔问题。

◎**60岁以上:带状毛孔**。60岁以上,就会出现回天乏术的带状毛孔问题。

保养对策

◎**冰敷**。用化妆棉蘸取冰过的化妆水,敷在脸上或毛孔粗大的部位,可以起到不错的收敛效果。

◎**用水果敷脸**。西瓜皮、黄瓜、柠檬皮等都可以用来敷脸,它们都有很好的收敛毛孔、抑制油脂分泌及美白的功效。

桑椹蜂蜜紧肤面膜

适用肤质：各种皮肤
制作方便度：五星
推荐指数：四星
美丽费用：3元
美容师小叮咛：

　　本款面膜特别适宜皮肤疲劳时使用。

（材料）桑椹30克（或桑椹汁两大匙），蜂蜜、醪糟各1小匙，凉开水两小匙。

（做法）①如果用的是新鲜桑椹，先将其洗净，捣成汁。
②将桑椹汁、蜂蜜、醪糟与凉开水一起放入榨汁机中，搅拌均匀即可。

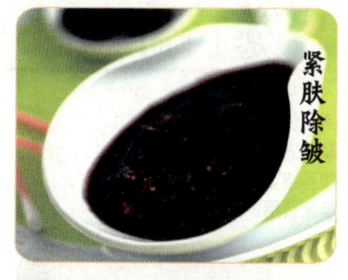

（使用方法）①洗净脸后，取适量面膜均匀地敷于脸部，避开眼、唇部皮肤，安静休息15～20分钟，再用手指将微干的面膜搓掉，用清水将脸洗净即可。
②每周可使用1～2次。

紧肤除皱

蜂蜜蛋清细致面膜

适用肤质：干性皮肤
制作方便度：四星
推荐指数：五星
美丽费用：2元
美容师小叮咛：

　　蜂蜜除了可以做面膜，还有很多其他的功效。例如，每天早起喝一杯蜂蜜水就对美容非常有帮助。

（材料）蜂蜜1大匙，鸡蛋1个。

（做法）①鸡蛋敲破，取出蛋清放入干的面膜碗中，搅拌至起泡。
②在蛋清中加入蜂蜜，搅拌均匀即可。

（使用方法）①洗净脸后，将面膜均匀地敷于脸、颈部，并避开发际及眼、唇部皮肤，15～20分钟或等面膜八分干用温水洗净即可。
②每周使用2～3次。

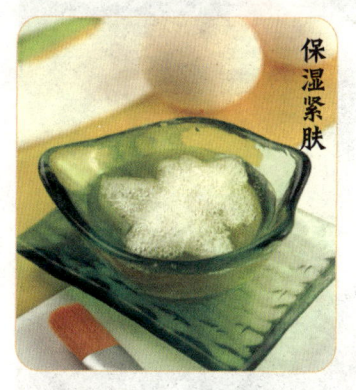

保湿紧肤

薏仁荷叶紧肤面膜

适用肤质：各种皮肤
制作方便度：四星
推荐指数：五星
美丽费用：2元

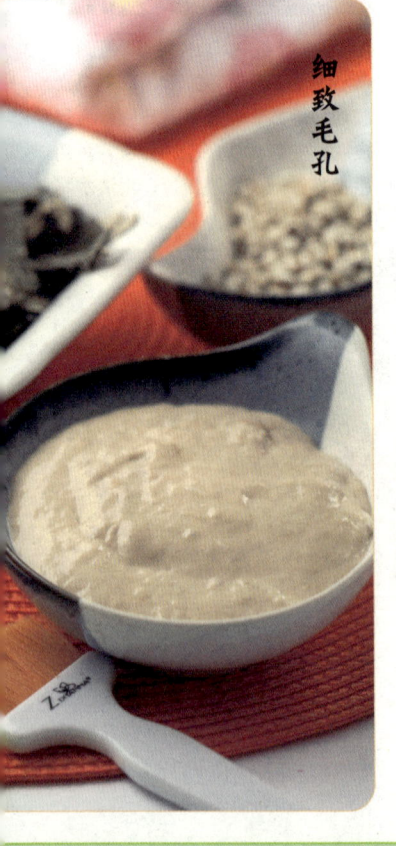

细致毛孔

美容师小叮咛：
　　本款面膜如果一次无法用完，可装在密封的玻璃器皿中，放入冰箱冷藏，并在一周之内用完。

材料 干荷叶适量，薏仁粉两大匙。
做法 ①将荷叶浸泡在水中，放入锅内用小火煮约10分钟至剩下少量水，关火，冷却。
②用无菌滤布将荷叶渣滤掉，留取汁液。
③将适量荷叶汁、薏仁粉一同放入面膜碗中，充分搅拌均匀即可。
使用方法 ①洁面后，将本款面膜均匀涂在脸上，避开眼、唇部皮肤，20分钟即可用温水洗净。
②每周可使用1～2次。

国医小课堂

　　除了做汉方面膜，荷叶还有其他功效，如用干荷叶粉代茶饮就具有减肥的功效。另外，敷面膜时，如果先把适合自己脸型的面膜纸敷到脸上，再涂抹面膜，可以防止面膜滑落，取下面膜时也会简便许多，但这种方法的吸收效果不是太好。

果蜜苏打粉紧肤面膜

适用肤质：中性皮肤
制作方便度：四星
推荐指数：五星
美丽费用：2.5元

美容师小叮咛
尽量避免将面膜敷于伤口、红肿及湿疹等皮肤异常部位。

材料 苹果1小块，蜂蜜两大匙，苏打粉半小匙。

做法 ①将苹果洗净，去皮，留取1小块不带子的果肉备用。
②将苹果块放入榨汁机中打成泥状，再将蜂蜜、苏打粉加入苹果泥中，调匀即可。

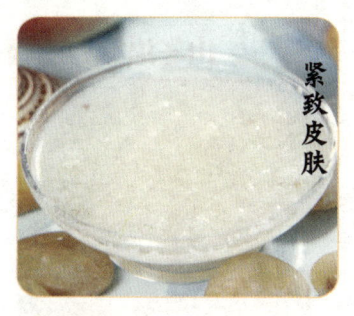

使用方法 ①洁面后，将本款面膜敷在脸上，轻拍整个面部，直至面部感觉有点黏，15分钟即可用清水冲洗干净。
②每周可使用1~2次。

紧致皮肤

酸奶玉米粉紧肤面膜

适用肤质：中性、干性皮肤
制作方便度：四星
推荐指数：四星
美丽费用：2.5元

美容师小叮咛
皮肤出油较多的女性朋友最好使用原味酸奶。

材料 黄瓜1段，酸奶、玉米粉各半大匙。

做法 ①黄瓜洗净、切块，放入榨汁机中榨成汁。
②将玉米粉加入黄瓜汁中，搅拌均匀。
③将酸奶加入玉米粉和黄瓜汁的混合物中，搅拌均匀即可。

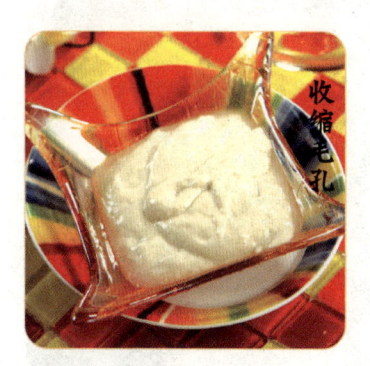

使用方法 ①洗净脸后，将调好的面膜均匀地敷在脸上，避开眼、唇部皮肤，敷10~15分钟即可用清水洗净。
②每周可使用1~2次。

收缩毛孔

淮山冬瓜细致面膜

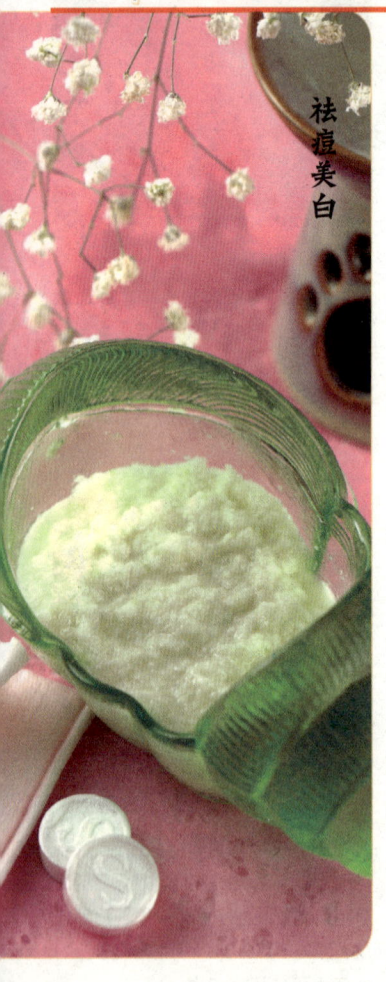

祛痘美白

适用肤质： 各种皮肤
制作方便度： 四星
推荐指数： 五星
美丽费用： 2元
美容师小叮咛：

市场中存在着许多经过漂白的干淮山产品。虽然它们看起来色泽比较好，但其本身的功效已经遭到了破坏。因此，购买时应注意不要购买漂白过的干淮山产品。

材料 淮山9克，冬瓜1片。
做法 ①将淮山磨成细粉。
②冬瓜去皮（不去子）后切成小块，放入榨汁机中打成泥状。
③将淮山粉和冬瓜泥一起放入面膜碗中搅拌均匀。
使用方法 ①充分洁面后，将面膜敷在脸部，避开眼、唇部皮肤，敷20～30分钟即可用温水洗净。
②每周可使用两次。

国医小课堂

巧用汤匙来"养眼"：用汤匙在眼睛下方滑动可使眼睛炯炯有神。用汤匙的背部抵在眼睛的中心下方，然后朝太阳穴方向滑动，可以起到排毒的作用。

中药汉方面膜美人

✹ 茄蜜紧肤面膜

适用肤质：混合性皮肤
制作方便度：三星
推荐指数：四星
美丽费用：2.5元

美容师小叮咛：

在做这款面膜时，茄子要彻底清洗干净或者削皮使用，以免残留的农药对皮肤造成损伤。

材料 茄子半根，蜂蜜两大匙。

做法 ①茄子洗净，放入榨汁机中搅打成泥状。
②将蜂蜜加入茄子泥中，调成黏稠状即可。

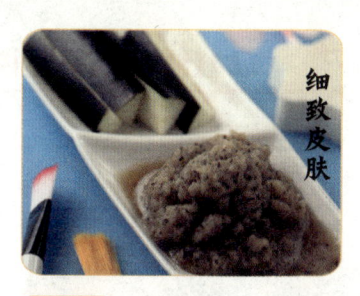

细致肌肤

使用方法 ①洗净脸后，将调好的面膜均匀地敷在脸上，避开眼、唇部皮肤，为防滴漏，可在敷着面膜的脸上覆一张面膜纸，并稍加按压，约15分钟后由下往上取下面膜纸，再用清水洗净脸部即可。
②每周可使用1～2次。

✹ 珍珠米水紧致面膜

适用肤质：各种皮肤
制作方便度：五星
推荐指数：四星
美丽费用：3元

美容师小叮咛：

珍珠粉是天然的美容材料，不仅可以与其他材料搭配做成具有各种功效的面膜，还可以做成洗面奶、面霜、乳液等。

材料 珍珠粉15克，淘米水适量。

做法 ①将珍珠粉放入面膜碗中。
②将适量淘米水倒入珍珠粉中，边倒边搅拌，最后调匀成糊状即可。

使用方法 ①洁面后，将本款面膜均匀地涂抹在脸上，避开眼、唇部皮肤，约15分钟用温水洗净即可。
②每周使用2～3次。

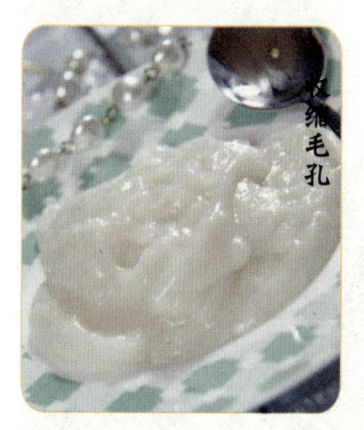

粗糙毛孔

19

西红柿蜂蜜紧肤面膜

适用肤质： 各种皮肤
制作方便度： 四星
推荐指数： 五星
美丽费用： 2元

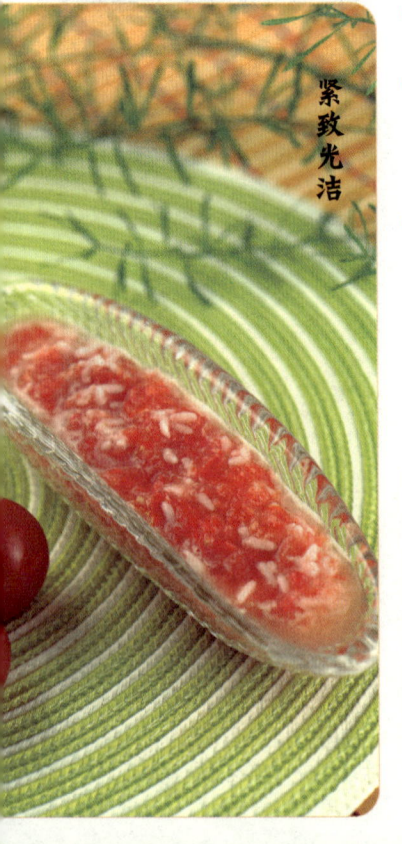

紧致光洁

美容师小叮咛：

此面膜的材料非常容易购买，但成品不易保存，所以一次不要做太多，以免浪费。

材料 蜂蜜、醪糟各半大匙，西红柿1个。

做法 ①西红柿去蒂，洗净、切成小块，压成泥。

②在西红柿泥中加入蜂蜜、醪糟，拌匀即可。

使用方法 ①洗净脸后，取适量调制好的面膜均匀地敷于脸部及颈部，避开发际、眉毛、眼眶、唇部皮肤，敷15～20分钟后用手指将微干的面膜轻轻搓掉，再用清水洗净脸即可。

②每周可使用1～2次。

国医小课堂

毛孔粗大的女性朋友通常T字部位容易出油，而眼周及脸颊部位的皮肤则易干燥，建议使用分区保养的方式。例如，T字区要加强深层清洁，U字部位要加强滋养保湿。因此，敷面膜时，最好同时使用两种产品。

芦荟蜂蜜紧肤面膜

适用肤质：干性、油性、混合性、中性皮肤
制作方便度：四星
推荐指数：四星
美丽费用：2元

美容师小叮咛：

做完面膜后的清洁工作很重要，一定要彻底清除，否则容易给皮肤造成伤害。

（材料）蜂蜜两小匙，鸡蛋1个，芦荟叶半片。

（做法）①芦荟叶洗净，去皮。
②将去皮的芦荟叶、蛋清、蜂蜜一同放入榨汁机内，榨取汁液即可。

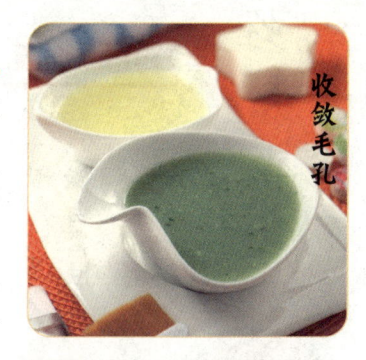

（使用方法）①洁面后，把本款面膜均匀地涂在脸上，避开眼、唇部皮肤，敷15～20分钟后用清水洗净即可。
②每周使用1次。

收敛毛孔

茯苓蜂蜜紧致面膜

适用肤质：混合性皮肤
制作方便度：五星
推荐指数：四星
美丽费用：5元

美容师小叮咛：

如果不想自己研磨白茯苓，也可以在专门的美容店购买茯苓粉。白茯苓药性较温和，不会刺激皮肤，每周可以适当多用几次。

（材料）白茯苓15克，蜂蜜两大匙。

（做法）①将白茯苓放入研钵中研成细粉末。
②将蜂蜜与白茯苓粉一起搅拌均匀。

（使用方法）①洗净脸后，将调好的面膜均匀地敷在脸上，避开眼、唇部皮肤，安静地休息10～15分钟，然后用温水洗净。
②每周可使用1～3次。

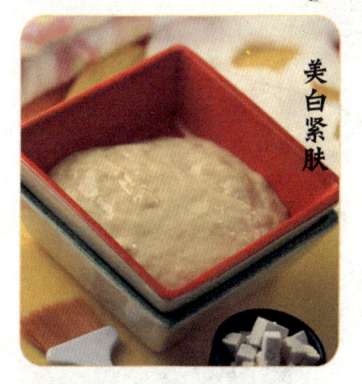

美白紧肤

蜂蜜豆粉紧肤面膜

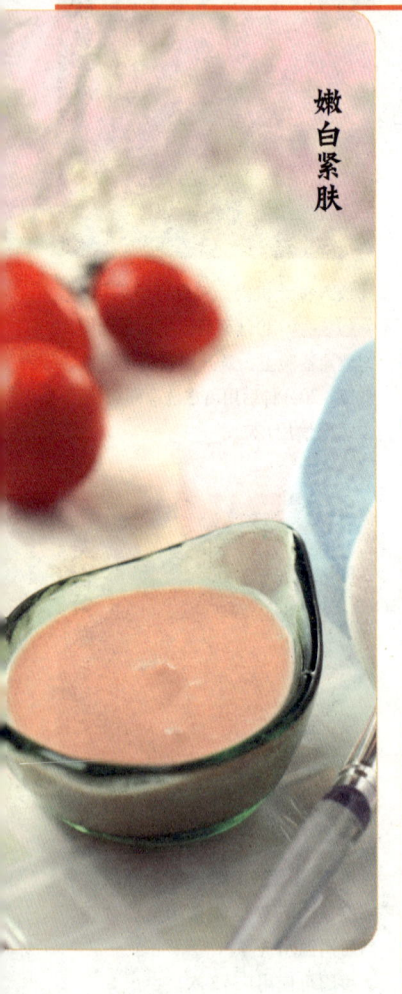

嫩白紧肤

适用肤质：各种皮肤
制作方便度：四星
推荐指数：五星
美丽费用：3元

美容师小叮咛：

制作此款面膜时，只有购买优质蜂蜜，才能取得比较好的效果。优质蜂蜜在常温下是透明/半透明状的黏稠液体，气味香甜，无异味，无杂质。

材料 西红柿1个，黄豆粉1大匙，蜂蜜适量。

做法 ①西红柿洗净，去皮，切碎，放在面膜碗内，挤压取汁。
②在西红柿汁中加入蜂蜜和黄豆粉，搅拌均匀即可。

使用方法 ①洗净脸后，将调好的面膜均匀地敷在脸上，10~15分钟即可用清水洗净。
②每周可使用1~2次。

国医小课堂

西红柿本身含有丰富的维生素C，不仅具有细致毛孔、修护皮肤的功效，还可以增加皮肤的弹性，每晚喝半杯西红柿汁，也可产生意想不到的美容效果。

蜂蜜小苏打紧肤面膜

适用肤质：中性皮肤
制作方便度：四星
推荐指数：四星
美丽费用：1.5元

美容师小叮咛：

小苏打属于碱性物品，因此在敷用此款面膜之后一定要彻底清洗面部，以免残留的碱性对皮肤造成伤害。

收缩毛孔

材料 蜂蜜两大匙，小苏打粉半小匙。

做法 将蜂蜜、小苏打粉一同放入面膜碗中，搅拌均匀即可。

使用方法 ①彻底洁面后，将本款面膜敷在脸上，轻拍整个面部，直至感觉面膜有点黏。15分钟后用清水洗净脸部。
②每周使用两次。

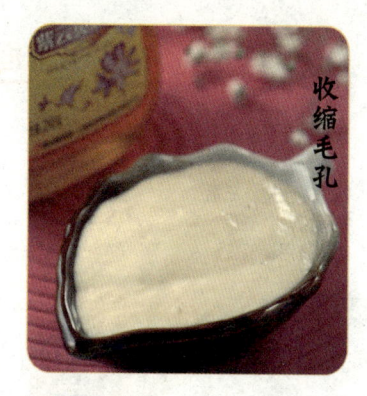

芦荟蛋清盐紧肤面膜

适用肤质：干性、油性、混合性、中性皮肤
制作方便度：四星
推荐指数：三星
美丽费用：3元

美容师小叮咛：

由于粗盐的颗粒较大，容易损伤皮肤，因此购买的时候最好选择颗粒比较小的精盐或者用于美容的专用盐。

去油紧肤

材料 芦荟叶1片，盐1小匙，蛋清、蜂蜜各适量。

做法 ①将芦荟叶洗净，去皮，取出芦荟胶，备用。
②将芦荟胶与蛋清、蜂蜜一起混合均匀，最后加入盐调匀即可。

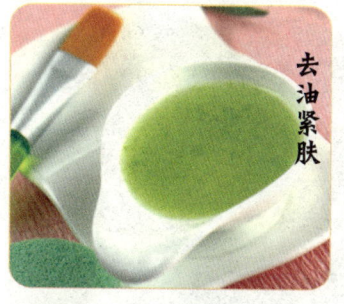

使用方法 ①充分洁面后，用面膜刷蘸取调制好的面膜，均匀地涂在脸上，20分钟后用温水洗净。
②每周使用1~2次。

23

车前子小黄瓜紧肤面膜

适用肤质：干性、油性、混合性、中性皮肤
制作方便度：三星
推荐指数：五星
美丽费用：3元

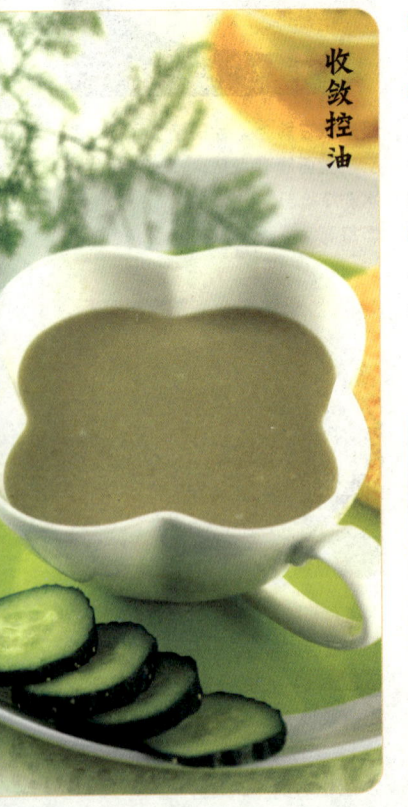

收敛控油

美容师小叮咛：

此款面膜比较稀，敷面时可配合面膜纸使用，也可将无菌纱布浸入面膜中，待充分浸透后，取出用以敷面。

材料 小黄瓜1根，车前子15克，蜂蜜3小匙。

做法 ①将车前子磨成细末；小黄瓜洗净，榨汁，备用。
②将车前子粉加入黄瓜汁，再加入蜂蜜搅拌均匀。

使用方法 ①充分洁面后，用面膜刷蘸取适量面膜均匀地涂在脸上，避开眼周、发际、眉毛处，20分钟即可用温水将脸清洗干净。
②每周可使用2～3次。

国医小课堂

对于毛孔粗大的皮肤来说，保湿工作之所以重要，是因为干燥易导致小细纹。想要抚平小细纹，首要任务就是保湿，给皮肤充分的滋润保养。尤其是在角质层薄的部位，可以保持水分的细胞较少，因此特别容易干燥，一定要将其列为重点保湿部位。

第三章 补水保湿类中药汉方面膜

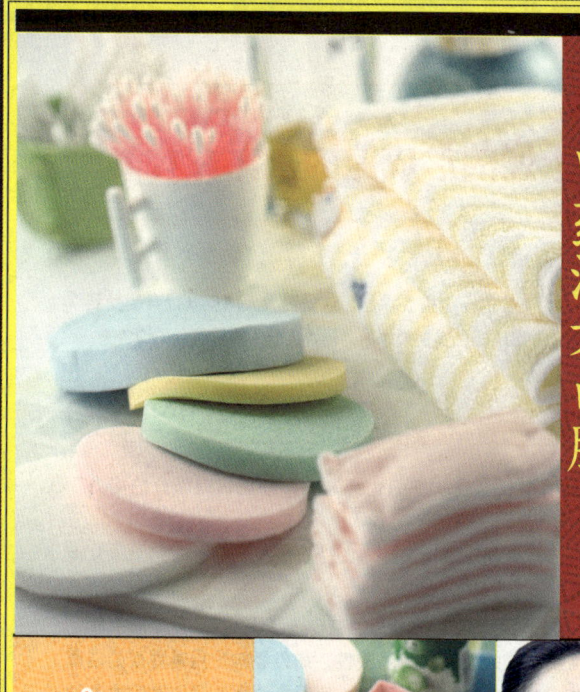

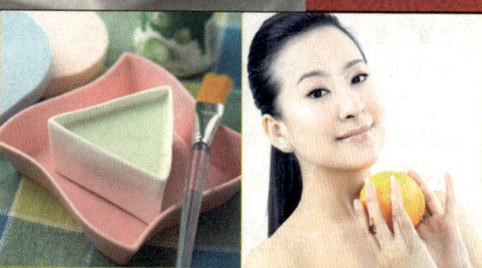

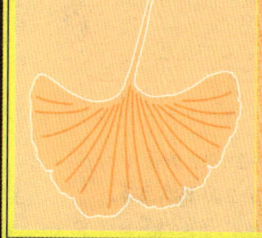

补水保湿是皮肤保持水嫩透亮的基石。中药汉方面膜特有的植物精华可以帮助皮肤锁住水分，让皮肤自然湿润、水嫩起来！

皮肤干燥的形成原因及保养对策

皮肤保湿已经成为美容的一个重要课题,这是因为人的皮肤经常会受到饮食、年龄、睡眠、季节的影响。尤其是换季的时候,皮肤干燥总是会不请自来。

形成原因

◎**年龄**。随着年龄的增长,皮肤细胞也会老化,细胞保存水分的能力下降,就会出现干燥症状。
◎**睡眠不足**。睡眠不足会使血液循环变差,让皮肤失去弹性与活力,从而造成皮肤干燥、粗糙。
◎**内分泌改变**。女性在停经后雌性激素分泌减少,会使皮肤出现干燥症状。
◎**清洁不当**。正常皮脂膜的酸碱度为弱酸性,如果经常使用碱性重的洁面产品就会造成皮肤干燥、粗糙、失去弹性。用过热的水洗澡、洗脸或洗脸次数太频繁,易让皮肤油脂流失掉,也会使皮肤变得干燥。
◎**减肥及偏食**。减肥或偏食会造成皮肤中的营养素失衡,以致失去弹性及水分。
◎**气温下降**。气温较低时,皮脂腺分泌会减少,皮肤容易缺水,因此看上去会显得粗糙、干燥。
◎**空气污染**。空气中的灰尘、废气如果附着在皮肤的皮脂膜上,会使其乳化状态发生变化,造成皮肤干燥。

保养对策

①注意做好补水保湿,可选择滋养型的保养品。
②多吃具有润肤作用的天然食物,如木瓜、松子、蛋黄、猪耳朵、蜂蜜、山药、红枣、红薯等;也可适当吃些能润肤的保健食品,如富含维生素C的食品等。

柠檬奶蜜补水面膜

适用肤质：干性皮肤
制作方便度：五星
推荐指数：四星
美丽费用：3元

美容师小叮咛：
如果制作的面膜有剩余，可在睡前用棉签蘸取一点轻轻涂抹在嘴唇上，润唇效果极佳。

材料 柠檬汁、酸奶、蜂蜜各两大匙，维生素E胶囊1粒。

做法 ①将柠檬汁、酸奶、蜂蜜一起放入面膜碗中，搅拌成糊状。
②将维生素E胶囊剪开，把油液倒入已搅拌好的混合糊中，充分搅拌均匀即可。

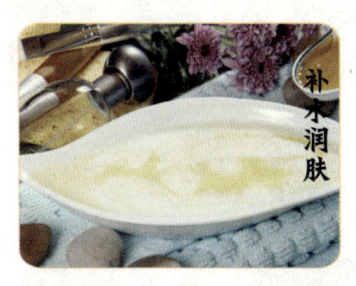

使用方法 ①洁面后，把面膜均匀地涂在脸上，避开眼、唇部皮肤，敷15～20分钟即可用清水洗净。
②每周使用2～3次。

补水润肤

芦荟黄瓜补水面膜

适用肤质：干性皮肤
制作方便度：四星
推荐指数：四星
美丽费用：2.5元

美容师小叮咛：
皮肤容易过敏者使用芦荟叶时，可以先将芦荟鲜叶汁用冷开水稀释。

材料 芦荟50克，黄瓜1段，鸡蛋1个，面粉4大匙，蜂蜜两大匙。

做法 ①芦荟洗净，去皮，去刺；黄瓜洗净，去皮。将二者一同放入榨汁机中榨汁，滤渣取汁备用。
②鸡蛋打成蛋液，与芦荟黄瓜汁一同放入面膜碗中，加入蜂蜜搅拌，最后加入面粉调成糊状即可。

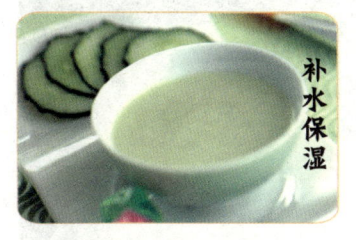

使用方法 ①洗净脸后，将面膜均匀地涂抹在脸上，避开眼、唇部皮肤，敷15～20分钟即可用温水轻轻洗净。
②每周可使用1～2次。

补水保湿

薏仁芦荟润白面膜

适用肤质: 干性皮肤
制作方便度: 四星
推荐指数: 五星
美丽费用: 3元

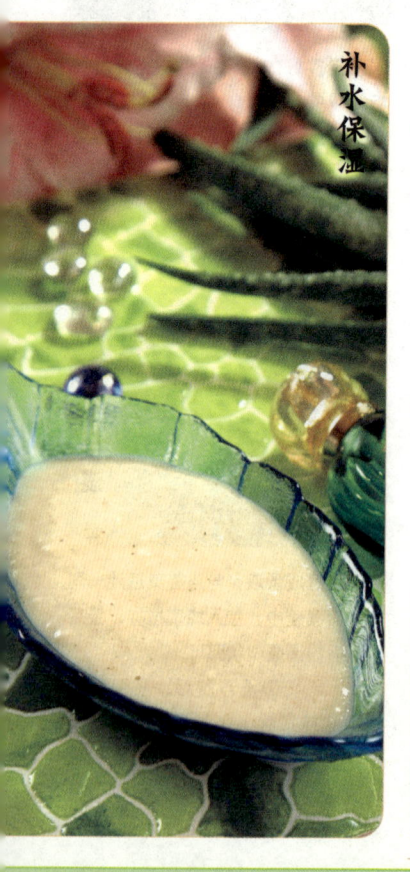

补水保湿

美容师小叮咛:

如果出门前使用此款面膜,用完后必须将脸上的柠檬汁彻底清洗干净。因为柠檬中含有一种可以使光线反射的成分,会造成色素沉积而长出色斑,所以对于含有柠檬成分的面膜,最好在晚上临睡前使用。

材料 芦荟1小段,蜂蜜1小匙,薏仁粉1大匙,凉开水少许。

做法 ①芦荟去皮,取出内部透明叶肉,备用。

②将芦荟叶肉放入研钵中,研磨成泥液状。

③将芦荟泥、蜂蜜、凉开水放入面膜碗中,加入薏仁粉搅拌均匀即可。

使用方法 ①洗净脸后,将调好的面膜均匀地敷在脸上,避开眼部及唇部皮肤,敷10~15分钟即可用清水洗净。

②每周可使用2~3次。

国医小课堂

将面膜纸放入此款面膜中浸透,敷于眼睛周围,每周使用两次,可以起到消除下眼袋、减缓衰老的良好作用。

橘汁芦荟保湿面膜

适用肤质：干性皮肤
制作方便度：四星
推荐指数：四星
美丽费用：3元
美容师小叮咛：

如果没时间调制此款面膜，可在去除芦荟的外皮后将芦荟叶肉直接涂在脸上，可以为晒后的皮肤补水，但皮肤敏感者慎用。

材料 柑橘汁1小匙，鲜芦荟1小片，维生素E胶囊1粒，面粉适量。

做法 ①将芦荟洗净、去皮，捣成泥状。

②将维生素E胶囊剪开，把维生素E油液、柑橘汁、面粉倒入芦荟泥中，调匀即可。

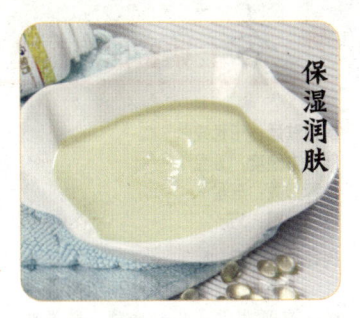

使用方法 ①洁面后，将调制好的面膜涂抹在脸上，20分钟后用温水洗净即可。

②1周使用1~2次。

保湿润肤

蜂蜜香蕉滋润面膜

适用肤质：干性皮肤
制作方便度：五星
推荐指数：四星
美丽费用：2元
美容师小叮咛：

蜂蜜和香蕉都属于温和性材料，不会引起过敏反应。敏感性皮肤的女性朋友也可以放心使用本款面膜。

材料 香蕉1根，蜂蜜两大匙。

做法 ①将香蕉去皮后，放入面膜碗中捣成泥状。

②将蜂蜜加入香蕉泥中，充分搅拌均匀即可。

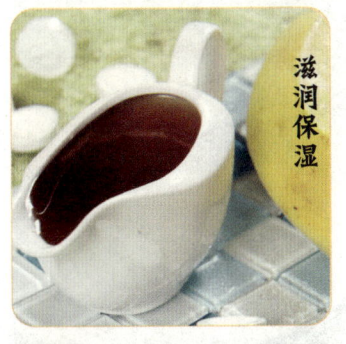

使用方法 ①洁面后，将本款面膜均匀地涂敷于脸部，避开眼、唇部皮肤，敷15~20分钟即可用清水彻底冲洗干净。

②1周可以使用1~2次。

滋润保湿

国医绝学百日通

杏仁奶蜜保湿面膜

适用肤质：干性皮肤
制作方便度：五星
推荐指数：五星
美丽费用：5元
美容师小叮咛：

如果在制作面膜时买不到杏仁粉，也可用李子仁粉代替，效果也同样不错。

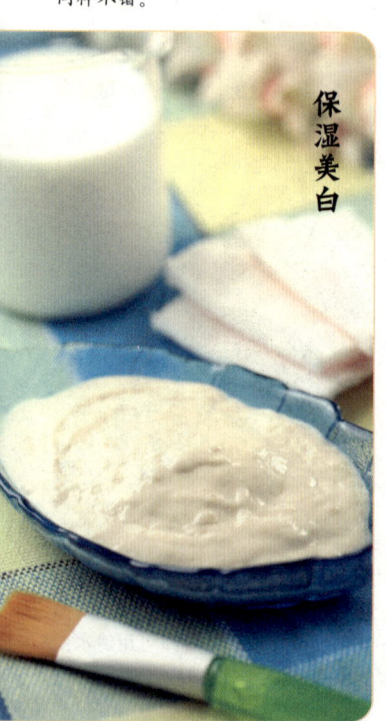

保湿美白

材料 奶粉3大匙，杏仁粉两小匙，蜂蜜半大匙。

做法 ①在杏仁粉中加入少许水，调成糊状。

②将奶粉与蜂蜜加入杏仁糊中，充分搅拌均匀即可。

使用方法 ①洁面后，将本款面膜均匀地涂抹在脸部，避开眼睛及唇部四周皮肤。然后，将保鲜膜覆盖在涂好面膜的脸上，10～15分钟后取下保鲜膜，用清水冲洗干净即可。

②每周使用1～2次。

国医小课堂

如果你的皮肤存在下述各项中的3项以上，就该使用补水面膜了！

①洗脸后的10分钟内，皮肤仍出现局部干燥的情况。

②局部皮肤容易生成小细纹及各种斑点。

③T字部位出油很多，但两颊特别干燥、紧绷。

④上妆后容易出现粉堆积及脱屑现象。

⑤季节交替时，皮肤容易变得干燥、粗糙。

蜂蜜牛奶滋润面膜

适用肤质：干性皮肤
制作方便度：四星
推荐指数：四星
美丽费用：2.5元

美容师小叮咛：
　　制作此款面膜时，最好选用脱脂牛奶。因为全脂牛奶中的脂肪含量过高，容易使脸部皮肤营养过剩，出现脂肪粒或痘痘。

材料 蜂蜜两大匙，牛奶适量。

做法 将牛奶缓缓加入蜂蜜中，边加边搅拌，直至充分搅拌均匀。

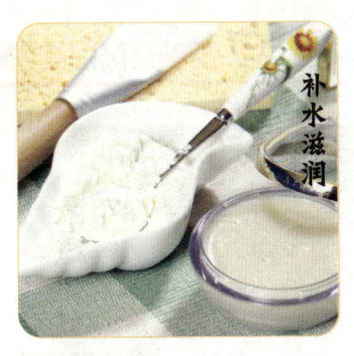

使用方法 ①洁面后，将本款面膜均匀轻柔地涂抹在脸上，避开眼部、唇部，用指腹由内向外以打圈的方式按摩15分钟后，用清水彻底洗净即可。
②每周使用1～2次。

补水滋润

蜂蜜豆腐保湿面膜

适用肤质：干性皮肤
制作方便度：五星
推荐指数：三星
美丽费用：3元

美容师小叮咛：
　　购买豆腐时最好购买新鲜、水嫩的南豆腐，这样的豆腐美容效果最好。

材料 豆腐1小块，蜂蜜1大匙，面粉适量。

做法 ①将豆腐放在面膜碗里，捣成泥状。
②将蜂蜜加入豆腐中，再加入面粉，拌成糊状即可。

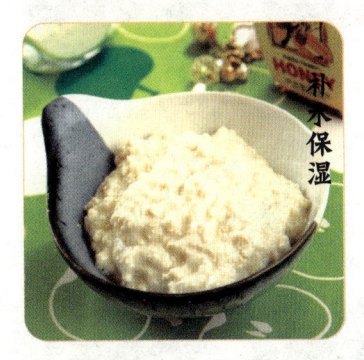

使用方法 ①洗净脸后，将调好的面膜涂敷于脸上，10分钟后用清水洗净即可。
②每周可使用1～2次。

补水保湿

白及芦荟保湿美白面膜

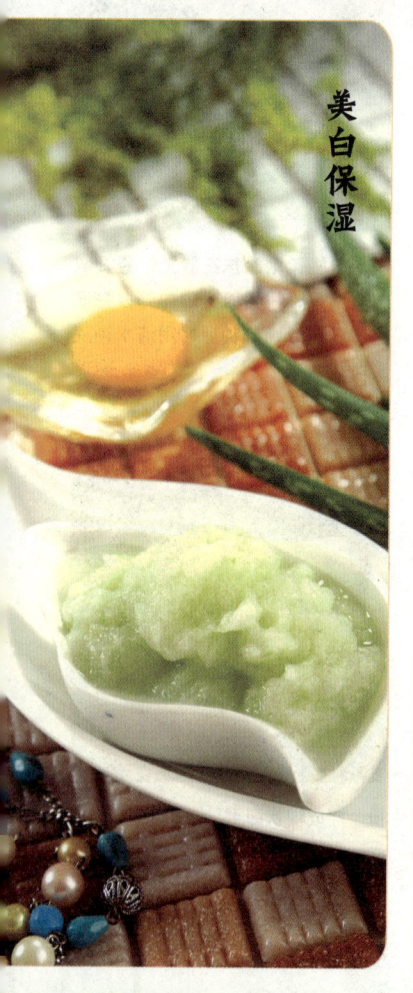

美白保湿

适用肤质： 干性皮肤
制作方便度： 四星
推荐指数： 五星
美丽费用： 3元

美容师小叮咛：

白及除了具有美白功效，还是活血化瘀的良药，能有效改善局部的血液循环。

材料 芦荟1小段，白及粉1大匙，鸡蛋1个。

做法 ①芦荟洗净、去皮、榨汁。
②将芦荟汁、半个鸡蛋的蛋清、白及粉一同放入面膜碗中，搅拌均匀即可。

使用方法 ①洗净脸后，将调好的面膜均匀地敷在脸上，避开眼部及唇部皮肤，敷10～15分钟即可用清水洗净。
②每周可使用1～2次。

国医小课堂

如何快速消除黑眼圈？可以试试这个小妙方：起床后洗完脸，用双手帮双眼做顺时针方向打圈按摩约5分钟，可促进眼下的血液循环，黑眼圈部位瞬间就可以变红润。

核桃蜂蜜润肤面膜

补水润肤

适用肤质：干性皮肤
制作方便度：五星
推荐指数：四星
美丽费用：3元
美容师小叮咛：

在使用此面膜前，最好先将脸部洗干净即可用热气熏脸5分钟，使脸部毛孔充分张开后再敷，效果更加显著。

材料 核桃仁、蜂蜜、面粉各两大匙。
做法 ①将核桃仁放入研钵中捣成细粉。
②将蜂蜜加入核桃仁粉中，混合均匀。
③将面粉加入核桃粉与蜂蜜的混合物中，搅拌均匀。

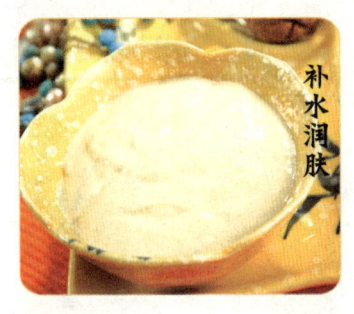

使用方法 ①洗净脸后，将调好的面膜均匀地涂敷在脸上，避开眼、唇部皮肤，敷10～15分钟即可用清水洗净。
②每周可使用1～2次。

蜂蜜玉米保湿面膜

保湿润肤

适用肤质：干性皮肤
制作方便度：四星
推荐指数：五星
美丽费用：2元
美容师小叮咛：

制作面膜时，尽量选择研磨较细的玉米粉，颗粒太大容易损伤皮肤。

材料 蜂蜜3小匙，玉米粉两大匙。
做法 ①将玉米粉放入面膜碗中。
②将蜂蜜倒入玉米粉中，充分搅拌均匀即可。

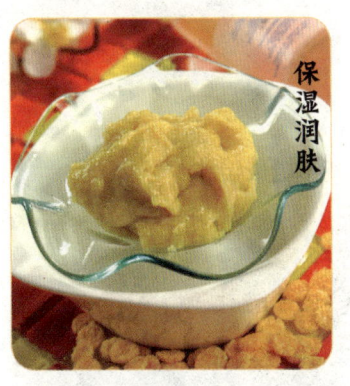

使用方法 ①洗净脸后，将调好的面膜均匀地敷在脸上，避开眼、唇部皮肤，敷10～15分钟后用清水洗净。
②每周可使用1～2次。

甘草米汤保湿面膜

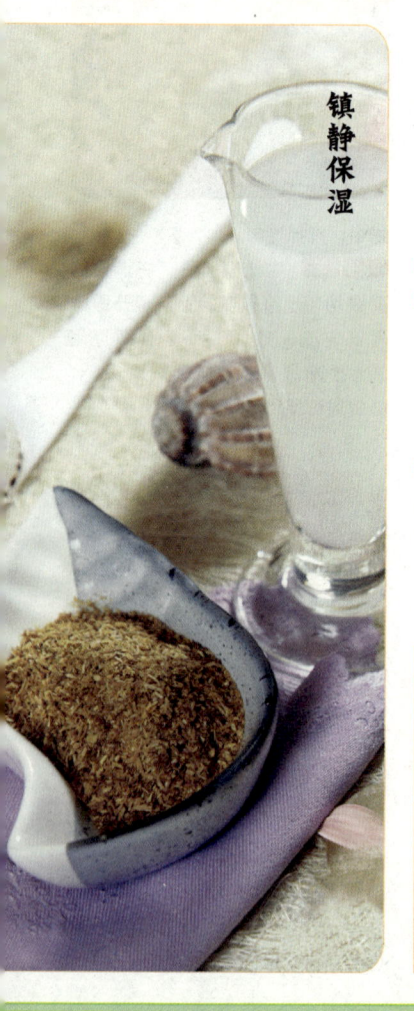

镇静保湿

适用肤质： 干性皮肤
制作方便度： 四星
推荐指数： 五星
美丽费用： 2元
美容师小叮咛：
　　在阳光暴晒后使用此款面膜，除了能补水，还有不错的镇静效果。

材料 甘草粉两小匙，淘米水1杯。

做法 ①将适量白米浸在水中，然后将淘米水取出约1杯，置于锅中煮沸，直至淘米水浓缩至一半。
②将甘草粉、米汤一同放入面膜碗中，充分搅拌均匀即可。

使用方法 ①洁面后，将调好的面膜涂敷于脸上，避开眼、唇部周围皮肤，敷10～15分钟，用温水冲洗干净。
②每周可使用2～3次。

国医小课堂

　　汉方面膜也有焕肤功效。美容界所说的焕肤，有物理焕肤和化学焕肤两大类。使用面膜焕肤就属于物理焕肤的范畴。把汉方面膜涂在皮肤表面，可以促进皮肤再生，让皮肤水润光洁。

芦荟白醋水润面膜

适用肤质： 干性皮肤
制作方便度： 四星
推荐指数： 四星
美丽费用： 3元
美容师小叮咛：
敷用此款面膜后要避免阳光照射。另外，对芦荟过敏者慎用。

材料 白醋1小匙，芦荟1段，蜂蜜1大匙，西红柿1个。

做法 ①芦荟洗净、去皮，备用。
②西红柿洗净、去皮，与芦荟一起捣烂成汁状。
③在捣好的汁中加入白醋和蜂蜜，混合均匀即可。

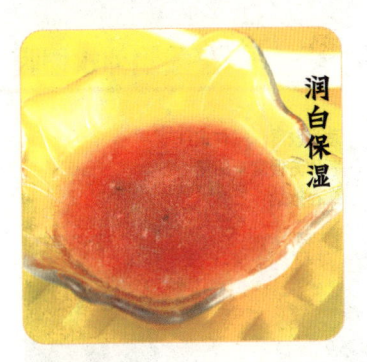

使用方法 ①洗净脸后，将面膜均匀地涂在脸上，避开眼、唇部皮肤，15分钟即可用清水冲洗干净。
②每周使用1～2次。

润白保湿

薏仁冬瓜保湿面膜

适用肤质： 干性皮肤
制作方便度： 三星
推荐指数： 四星
美丽费用： 3元
美容师小叮咛：
如果没有薏仁粉，也可用面粉代替，糊状稠度可通过增减面粉的用量来控制。

材料 冬瓜100克，椰果肉3大匙，椰子汁半碗，薏仁粉1大匙。

做法 ①冬瓜去皮，去子，切成小块。
②将椰果肉、冬瓜肉、椰子汁放入榨汁机中榨取汁液，滤渣。
③将薏仁粉与混合汁液搅拌成泥状即可。

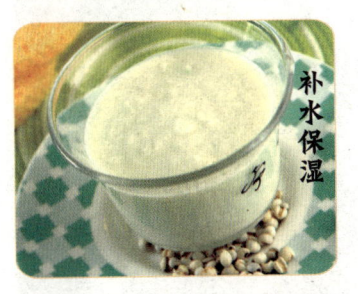

使用方法 ①洗净脸后，将调好的面膜均匀地敷在脸上，避开眼、唇部皮肤，稍加按摩约10分钟，然后用清水洗净。
②每周可使用1～2次。

补水保湿

芦荟酸奶补水面膜

适用肤质：干性皮肤
制作方便度：四星
推荐指数：五星

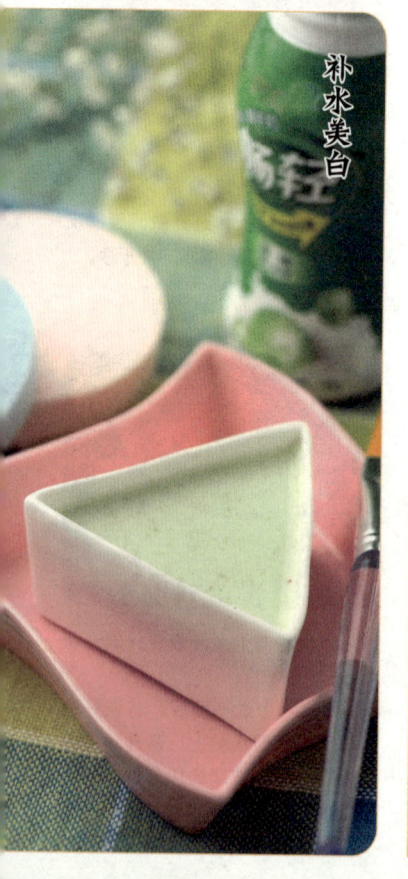

美丽费用：3元
美容师小叮咛

　　市面上的芦荟有很多种，一定要谨慎选择，否则不但没有任何补水作用，还会对皮肤造成伤害！

材料　芦荟1段，酸奶3小匙，蜂蜜两小匙。

做法　①芦荟洗净，去皮，将芦荟叶肉捣成泥状。
②将蜂蜜、酸奶加入芦荟泥中，搅拌均匀即可。

使用方法　①洗净脸后，将调好的面膜均匀地敷在脸上，避开眼、唇部皮肤，10~15分钟后用清水洗净即可。
②每周可使用1~2次。

国医小课堂

　　如何锁住水分不外露？洗脸后，依序涂抹化妆水—精华液—面霜来滋润皮肤，待面霜被完全吸收后，再在面部均匀地涂抹适量滋润油，由下往上轻轻地按摩。这样能使保养品更易渗入皮肤，有效起到补水保湿的作用。

蜂蜜柠檬补水面膜

适用肤质：干性皮肤
制作方便度：四星
推荐指数：五星
美丽费用：3元
美容师小叮咛：

初次使用芦荟应先做一下过敏测试，无异常现象方能进行。如果出现过敏反应，及时停止敷用。

材料 蜂蜜、柠檬汁各1大匙，芦荟1小段，麦片粉1小匙，维生素E胶囊1粒。

做法 ①将芦荟洗净，榨汁。
②将麦片粉、蜂蜜、芦荟汁、柠檬汁一同放入面膜碗中。
③将维生素E胶囊剪破，将油液加入面膜碗中，并将所有材料搅拌均匀。

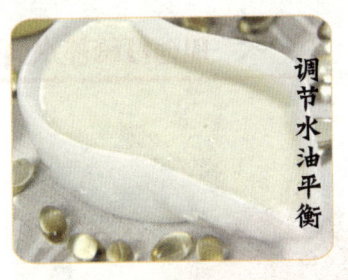

使用方法 ①洁面后，将本款面膜均匀涂于脸上，避开眼部及唇部，20分钟即可用清水洗净。
②每周敷用1次。

调节水油平衡

杏仁蜜桃补水面膜

适用肤质：干性皮肤
制作方便度：四星
推荐指数：五星
美丽费用：4元
美容师小叮咛：

由于鸡蛋腥味较重，建议敷面后仔细对脸部进行清洗，再搽上一点香味淡雅的精华液。

材料 桃肉1大匙，杏仁半大匙，蜂蜜两小匙，鸡蛋1个。

做法 ①桃肉切成片，与杏仁一起放入榨汁机中搅打成泥状。
②将蜂蜜加入杏仁桃泥中，搅拌均匀。
③鸡蛋敲破，加入做法②的混合物中，一起搅拌均匀即可。

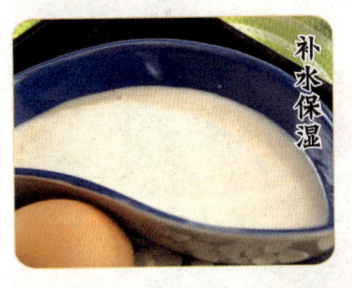

使用方法 ①洗净脸后，将调好的面膜均匀地敷在脸上，避开眼部和唇部皮肤，敷10～15分钟，用清水洗净。
②每周可使用1～2次。

补水保湿

国医绝学百日通

冬瓜西红柿补水面膜

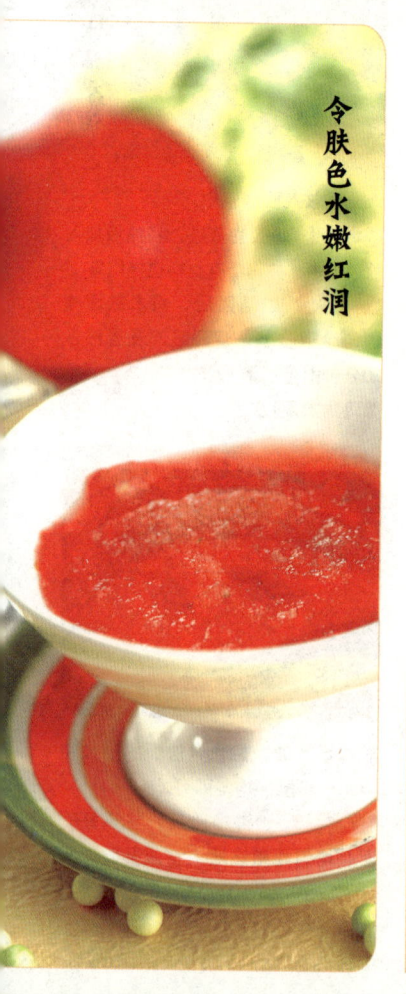

令肤色水嫩红润

适用肤质：干性皮肤
制作方便度：四星
推荐指数：五星
美丽费用：3元
美容师小叮咛：

　　冬瓜浑身是宝。冬瓜肉可以做面膜，但切下来的冬瓜皮也不要随意扔掉，将其敷在额头以及脸颊上，能很好地起到清凉镇静作用。

材料 西红柿1个，冬瓜100克，奶酪1大匙。

做法 ①西红柿、冬瓜分别洗净，去皮，备用。
②将奶酪、冬瓜和西红柿放入榨汁机中，搅拌成糊状即可。

使用方法 ①洗净脸后，将面膜均匀地涂抹在脸上，避开眼、唇部，10分钟即可用温水洗净。
②每周可使用1～2次。

国医小课堂

　　保湿产品的选购秘诀：不宜选择去油能力较强的脸部清洁用品，可选择不含酒精成分的化妆水，涂抹滋润性强的乳液或面霜。另外，女性朋友还需长期坚持使用本款保湿面膜。

第四章 中药汉方面膜 活肤亮颜类

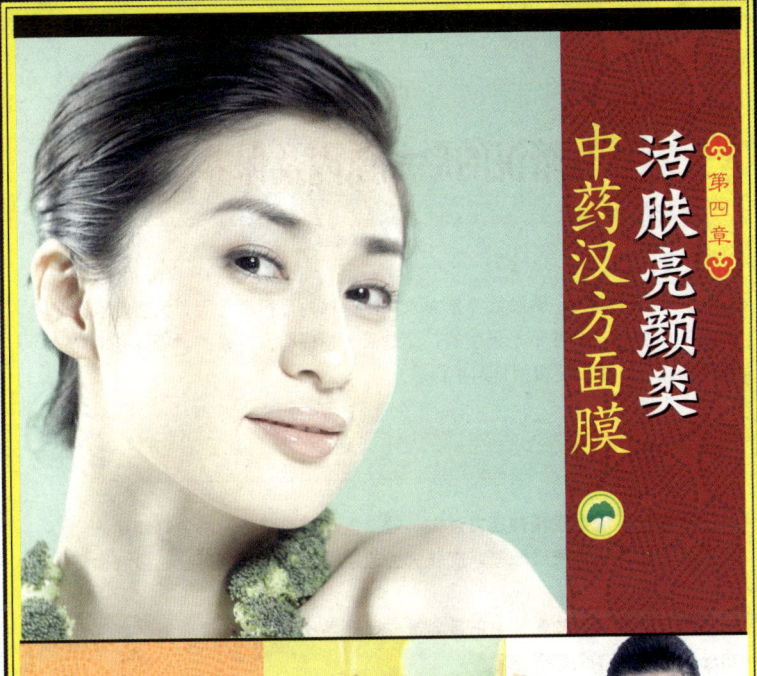

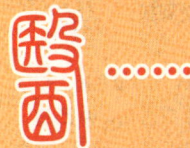

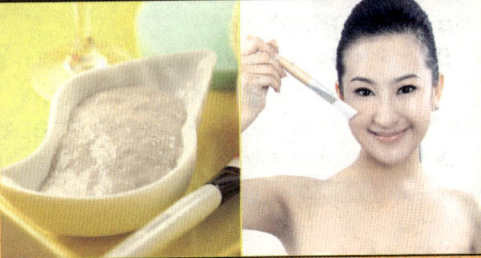

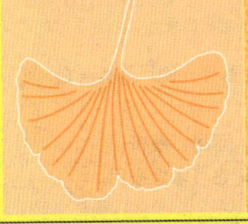

很多中药汉方面膜具有美白、保湿、补水三合一的美容功效，可有效改善皮肤暗黄，为皮肤补充营养。长期坚持使用，可以活肤亮颜。

皮肤暗沉的形成原因及保养对策

女人天生爱美,美丽始终是女人一生追求的目标。然而,大多数女性看起来白皙的美肤并不是天生的,而是后天护理有方得来的。尤其是对付暗沉的皮肤,更需要慢慢地呵护保养。

形成原因

◎**生活作息不规律或精神压力过大。** 睡得太晚或睡眠不足都会影响新陈代谢功能,让老化角质层增厚,皮肤失去透明感。精神紧张则会让血液循环不良,使脸色暗沉。

◎**激素分泌不足。** 激素分泌不足会造成表皮层及真皮层厚度变薄,直接影响皮肤弹性,造成皮肤暗沉。

◎**日晒。** 紫外线会破坏真皮层,使胶原蛋白及弹力蛋白受到损伤,让皮肤整体失去晶莹剔透感,出现泛黄、暗沉现象。

◎**空气污染。** 空气污染会让身体积聚过多毒素,促使自由基形成,造成肤色暗沉。

◎**清洁不彻底。** 卸妆不彻底会让粉底、皮脂和灰尘混杂形成污垢,从而造成皮肤氧化变质,导致肤色暗沉。

保养对策

①可经常做足浴,以促进全身血液循环。

②每周使用1~2次专业去角质产品,及时为皮肤补充养分,使用具有美白作用的产品滋润皮肤。

③多吃能提亮肤色的天然食物,如猪皮、糙米、黄豆、苹果、海带等。

④水晶磨皮、果酸焕肤等美容手术能使肤色焕然一新,也可考虑采用。

杏仁蜂蜜亮颜面膜

适用肤质： 各种皮肤
制作方便度： 四星
推荐指数： 四星
美丽费用： 3元

美容师小叮咛：

调制此面膜时，需要特别注意把握好材料的用量。若营养物质过多，超过皮肤吸收的极限，不但会造成浪费，甚至可能会使皮肤产生脂肪粒。

材料 杏仁粉1大匙，菠菜两棵，蜂蜜1小匙，开水半杯。

做法 ① 菠菜洗净，与开水一同放入榨汁机中榨汁。

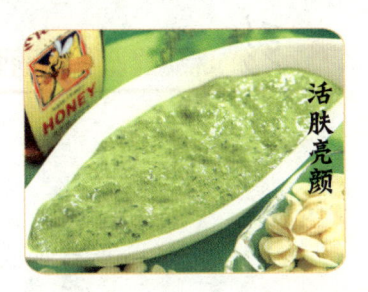

② 将杏仁粉、蜂蜜加入菠菜汁中，搅拌均匀。

使用方法 ① 洗净脸后，将调好的面膜均匀地敷在脸上，避开眼、唇部皮肤，15分钟后用清水洗净。

② 每周可使用1~2次。

活肤亮颜

西瓜皮蜂蜜亮肤面膜

适用肤质： 油性皮肤
制作方便度： 五星
推荐指数： 四星
美丽费用： 2元

美容师小叮咛：

油性皮肤的女性朋友一定要用西瓜皮制作此款面膜。只有干性皮肤，才可选择西瓜肉。

材料 西瓜皮、蜂蜜、镇定化妆水各适量。

做法 ① 将小半个西瓜皮剔除绿色外衣，切成小块。

② 将蜂蜜与西瓜皮一同放入榨汁机中打成泥即可。

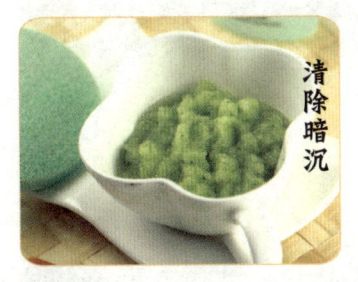

使用方法 ① 将做好的面膜平铺于面膜纸上，如果是敏感皮肤，可以用镇定化妆水先润湿皮肤，再将浸透面膜的面膜纸敷于脸上，20分钟后用冷水洗净。

② 每周可以使用2~3次。

清除暗沉

珍珠粉蜂蜜美白面膜

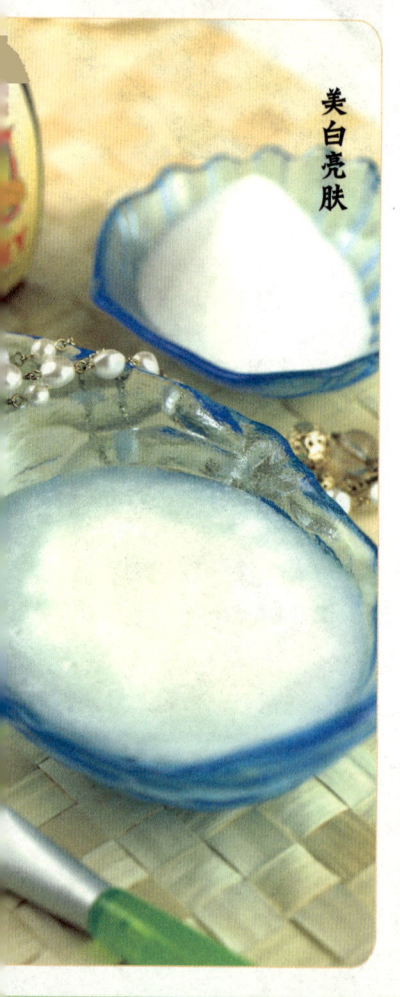

美白亮肤

适用肤质： 各种皮肤
制作方便度： 四星
推荐指数： 五星
美丽费用： 3元

美容师小叮咛：

如果你是干性皮肤，那么在制作此款面膜时可以酌情减少盐的用量。

材料 珍珠粉、蜂蜜各1大匙，盐两小匙。

做法 ①准备一个干净的小瓶子，倒入珍珠粉和盐。
②将蜂蜜缓缓倒入瓶子，边倒边搅拌，使蜂蜜和珍珠粉充分混合。注意蜂蜜不要倒得过多，调成糊状即可。

使用方法 ①洗净脸后，用小棉签蘸取调好的面膜均匀地涂在脸上，不要太厚，薄薄一层即可，20分钟后用清水洗净。
②每周使用2~3次。

国医小课堂

用盐也是很好的美容瘦身方法，长期坚持使用不仅能使皮肤细嫩光洁，还能轻松减脂！

🍁 双 汁蛋粉活肤面膜

适用肤质：各种皮肤
制作方便度：四星
推荐指数：四星
美丽费用：3元

美容师小叮咛：
　　黄瓜被称为"厨房里的美容剂"，经常生吃也可以起到美容的作用。

活肤亮颜

材料 芦荟叶1片，黄瓜1根，鸡蛋1个，面粉两大匙，红糖两小匙。

做法 ①芦荟叶洗净，去刺，去皮，放入榨汁机内榨出汁液。
②黄瓜洗净，去皮，放入榨汁机内榨出汁液。
③鸡蛋打散后搅匀，加入芦荟汁、黄瓜汁、红糖、面粉，调匀即可。

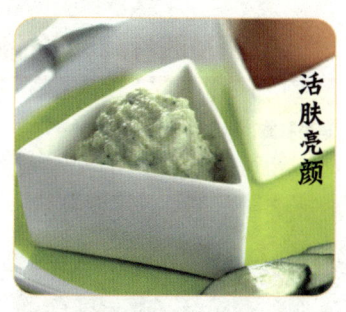

使用方法 ①洗净脸后，将面膜均匀地抹在脸上，避开眼、唇周围皮肤，25分钟后用温水洗净。
②每周使用1~2次。

🍁 蜂 蜜麦片亮颜面膜

适用肤质：各种皮肤
制作方便度：五星
推荐指数：四星
美丽费用：2元

美容师小叮咛：
　　此款面膜含有盐的成分，所以在皮肤出现破损的时候不要使用。

亮颜保湿

材料 鸡蛋1个，蜂蜜、麦片、盐各1小匙。

做法 ①鸡蛋破壳，滤出蛋清。
②将蛋清和蜂蜜、麦片、盐混合调匀成糊状。

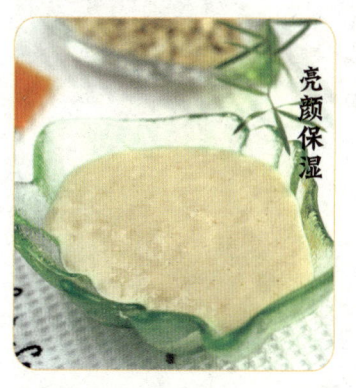

使用方法 ①洗净脸后，将调制好的面膜均匀涂敷在脸上，避开眼、唇部皮肤，20分钟后用清水洗净。
②每周可使用1~2次。

白及西红柿亮颜面膜

适用肤质： 干性、油性、混合性、中性皮肤

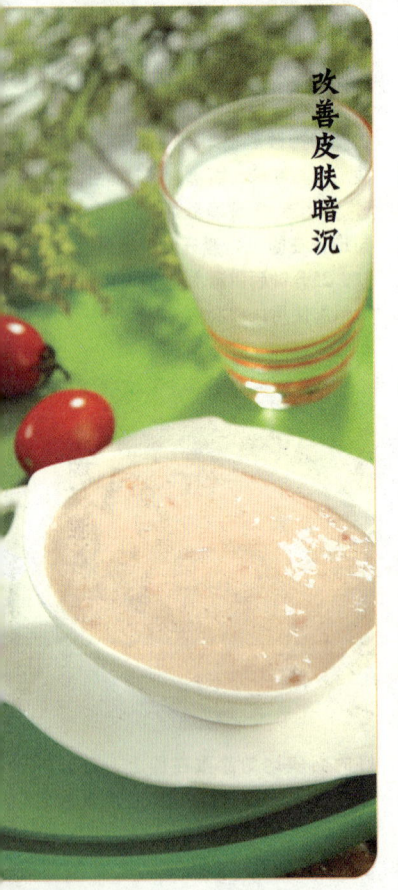

制作方便度： 四星
推荐指数： 五星
美丽费用： 4元

美容师小叮咛：
　　做面膜剩下的西红柿不妨直接吃掉。美容专家指出，常吃西红柿可使皮肤柔嫩生辉、脸色红润。

改善皮肤暗沉

材料 西红柿适量，白及粉1大匙，温牛奶1杯。

做法 ①将西红柿放入榨汁机中打成泥状。
②将西红柿泥、白及粉一同搅拌均匀即可。

使用方法 ①将面膜敷在脸部，八成干后先用温牛奶洗净，再以洗面奶清洗干净。
②每周可使用1~2次。

国医小课堂

　　白及自古就是美容良药，被誉为"美白仙子"。传说黄帝的妃子就已经懂得用白及来美白了。《本草纲目》也有记载："洗面黑，祛斑"，白及的美容功效可见一斑。若煮粥内服，长期饮用，美容效果也很明显。

茯苓豆粉亮颜面膜

适用肤质：各种皮肤
制作方便度：三星
推荐指数：四星
美丽费用：4元

美容师小叮咛：

绿豆粉应仔细研磨成细粉状，避免过粗的颗粒对皮肤造成刺激。

材料 鸡蛋1个，蜂蜜半大匙，白茯苓10克，绿豆粉1大匙，开水半杯。

做法 ①鸡蛋敲破，分离出蛋黄；将白茯苓研磨成粉末。
②将蜂蜜、白茯苓粉与蛋黄一起放入面膜碗中，搅拌均匀。

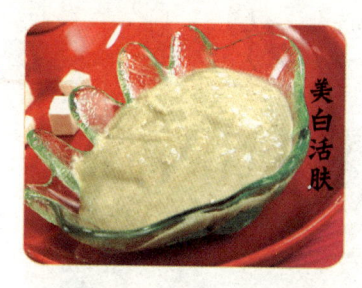

③将绿豆粉、开水加入上述混合物中，搅拌均匀成泥状即可。

使用方法 ①洗净脸后，将调好的面膜均匀地涂在脸上，避开眼、唇部皮肤，约15分钟后用清水将脸部洗净。
②每周可使用1～2次。

美白活肤

冬瓜蜂蜜活肤面膜

适用肤质：各种皮肤
制作方便度：四星
推荐指数：四星
美丽费用：3元

美容师小叮咛：

此款面膜对保鲜度要求较高，所以一次不要制作太多。

材料 冬瓜100克，核桃20克，蜂蜜3小匙。

做法 ①冬瓜洗净、去皮、切丁，放入榨汁机中打成泥状。
②核桃仁磨成粉末，备用。
③将冬瓜泥、核桃粉、蜂蜜放入面膜碗中，搅拌成糊状。

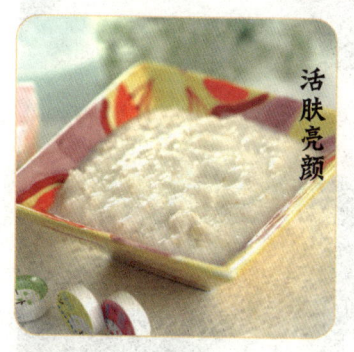

使用方法 ①洗净脸后，将面膜均匀地涂抹在脸上，避开眼、唇部皮肤，20分钟后用温水洗净。
②每周使用2～3次。

活肤亮颜

珍珠粉亮颜面膜

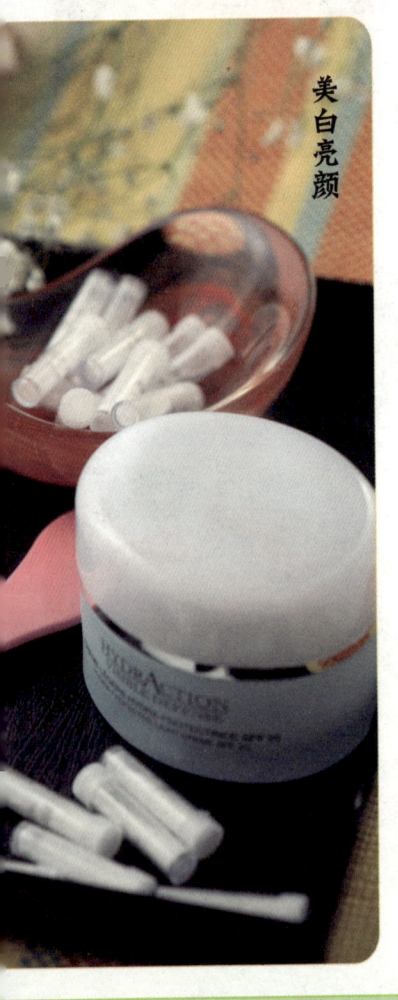

美白亮颜

适用肤质： 各种皮肤，中年人尤为适用
制作方便度： 五星
推荐指数： 五星
美丽费用： 4元

美容师小叮咛：

此款面膜对使用的面霜也有一定要求，最好选择富含植物精华成分的产品，这样制作出来的面膜效果才能最好。

材料 珍珠粉1克，面霜100克。

做法 将面霜和珍珠粉一起放入面膜碗中混合均匀，调成糊状即可。

使用方法 ①洗净脸后将调好的面膜均匀地涂于面部，避开唇部及眼部皮肤，轻轻按摩20分钟后用清水洗净。

②每周可以使用2~3次。

国医小课堂

珍珠粉的美容妙用非常多。例如，取适量的珍珠粉，均匀地抹在已经化好妆的脸上进行定妆，10分钟后，用化妆刷将脸上的珍珠粉刷去，不仅能使面部妆容持久，而且能使皮肤嫩白而富有弹性。

蜂蜜海带活肤面膜

适用肤质： 各种皮肤
制作方便度： 五星
推荐指数： 四星
美丽费用： 3元

美容师小叮咛：
　　制作此面膜时，很多女性朋友喜欢自己研磨海带。需要注意的是，海带在研磨前一定要清洗干净，尤其是里面的细沙，否则容易划伤皮肤。因此，海带粉最好在专业的美容店购买。

滋润亮颜

材料 蜂蜜1大匙，海带粉、热水各两大匙。

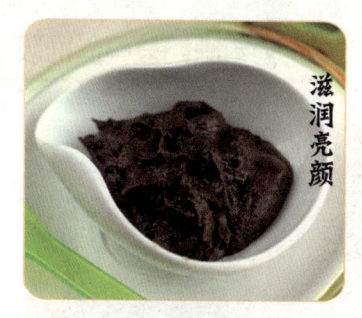

做法 将蜂蜜、海带粉与热水一同放入面膜碗中，搅拌均匀即可。

使用方法 ①洗净脸后，取少许面膜均匀地敷在脸上，避开眼、唇部皮肤，敷15分钟即可用温水洗净。
②每周可以使用两次。

芦荟芹菜活肤面膜

适用肤质： 各种皮肤
制作方便度： 五星
推荐指数： 四星
美丽费用： 2元

美容师小叮咛：
　　皮肤出现伤口的女性朋友慎用此款面膜。

活肤亮颜

材料 芦荟叶1片，芹菜1根。
做法 ①芦荟叶洗净，去皮；芹菜洗净备用。
②将芦荟、芹菜一同放进榨汁机中，充分搅拌均匀。
使用方法 ①洁面后，用面膜纸蘸取本款面膜液敷在脸上，敷10分钟后用清水冲洗干净即可。
②可以每天使用。

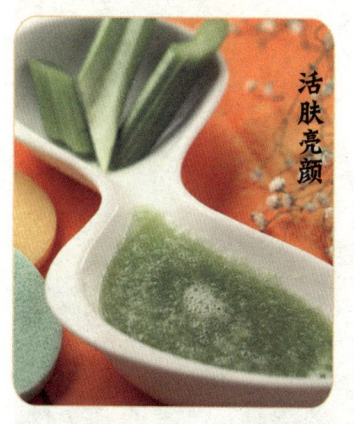

红酒芦荟亮颜面膜

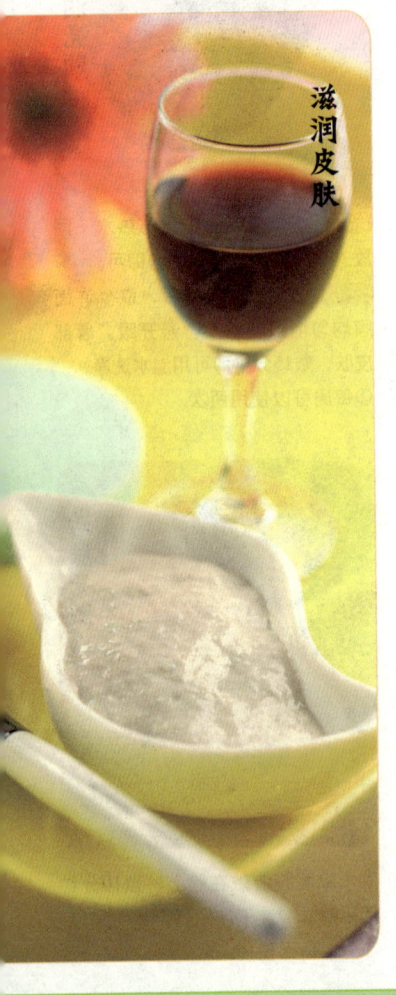

滋润皮肤

适用肤质：干性、油性、混合性、中性皮肤
制作方便度：四星
推荐指数：五星
美丽费用：3元
美容师小叮咛：
　　在使用本款面膜前，最好先做个皮肤测试，以防敏感性皮肤对此产生不适。

材料 红酒、蜂蜜各两小匙，芦荟1小段。

做法 ①将芦荟洗净、去皮，捣成泥状。
②将红酒、蜂蜜加入芦荟泥中，充分搅拌均匀即可。

使用方法 ①洁面后，用面膜刷蘸取本款面膜均匀地敷于面部，避开眼、唇部皮肤，1分钟后用清水彻底洗净即可。
②每周使用两次。

国医小课堂

　　明朝伟大的医学家李时珍在《本草纲目》一书中多处提到葡萄酒的功效，其中有一项功效就是美容。所以，那时的女性就已经经常用葡萄酒来进行保健和美容了。

椰汁芦荟活肤面膜

适用肤质：各种皮肤
制作方便度：四星
推荐指数：四星
美丽费用：2元
美容师小叮咛：
　　本面膜最好在晚上睡觉前使用。

材料 椰子汁半杯，芦荟1根，绿豆粉1大匙。

做法 ①芦荟洗净、去皮。
②将绿豆粉、芦荟叶肉与椰子汁一同放入榨汁机中，一起搅打成汁液即可。

使用方法 ①洗净脸后，用调好的面膜浸透面膜纸，将面膜纸敷在脸上，避开眼、唇部皮肤，约15分钟后用清水洗净即可。
②每周可使用1~2次。

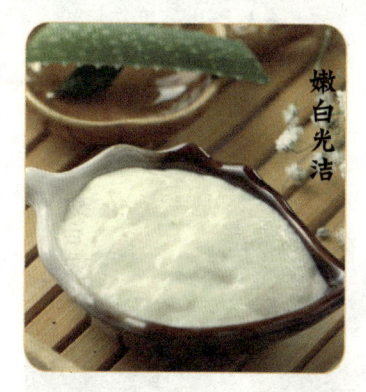

嫩白光洁

淮山莲子焕肤面膜

适用肤质：各种皮肤
制作方便度：四星
推荐指数：四星
美丽费用：5元
美容师小叮咛：
　　敷面膜时，脸上不要有太大的表情，尤其是大笑，否则容易产生皱纹。

材料 葡萄柚半个，莲子10颗，淮山粉1大匙，凉开水半杯。

做法 ①将葡萄柚的果肉挖出，放入榨汁机中榨汁；将莲子研磨成粉末。
②将葡萄柚汁、莲子粉与淮山粉一起放入面膜碗中，加入凉开水搅拌均匀即可。

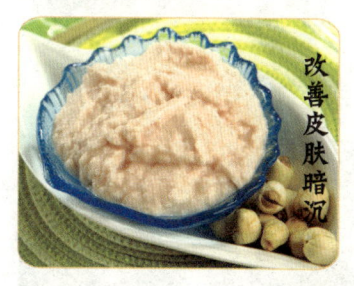

使用方法 ①洗净脸后，将调好的面膜均匀地敷在脸上，避开眼、唇部皮肤，稍加按摩，10分钟后用清水洗净即可。
②每周可使用1~2次。

改善皮肤暗沉

国医绝学百日通

珍珠粉奶蜜面膜

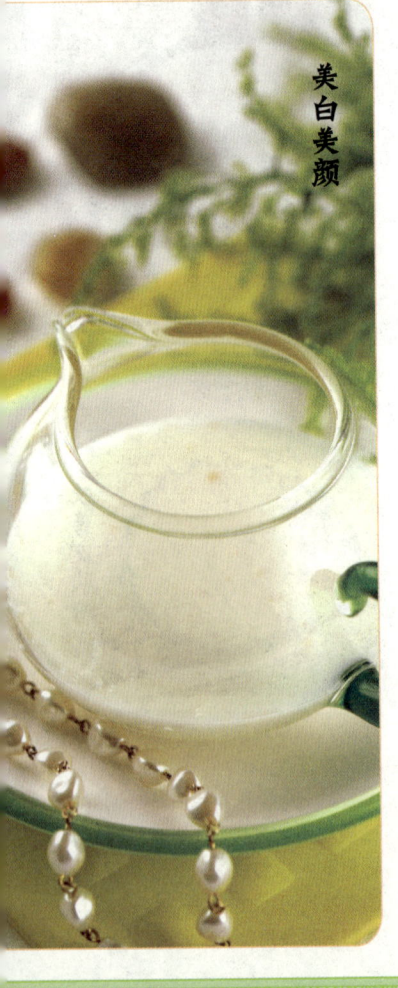

美白美颜

适用肤质：各种皮肤
制作方便度：五星
推荐指数：五星
美丽费用：4元

美容师小叮咛：

本款面膜具有去除黑头的作用，长期使用，可使皮肤白嫩细滑。

材料 珍珠粉两小匙，牛奶半杯，蜂蜜适量

做法 ①将珍珠粉放入面膜碗内，用牛奶将其调匀。
②将准备好的蜂蜜倒入调好的珍珠粉中，再次拌匀即可。

使用方法 ①用温水将脸部洗净，再将调好的面膜均匀地敷在脸上，避开眼、唇部皮肤，皮肤暗沉的地方要多按摩一会儿，15分钟后洗净即可。
②每周使用2～3次。

国医小课堂

皮肤因日晒而变得暗沉或脱皮时，可取适量蜂蜜均匀涂抹在皮肤上，并轻轻按摩，可以有效改善粗糙的皮肤，使皮肤变得白嫩、光滑。

白芷维E美白面膜

适用肤质：各种皮肤
制作方便度：五星
推荐指数：四星
美丽费用：3元
美容师小叮咛：

由于维生素E见光会分解，所以，本款面膜最好在晚上睡觉之前使用，以免让阳光破坏了美容效果。

（材料）维生素E胶囊1粒，白芷粉两小匙。

（做法）①将维生素E胶囊剪破，挤出油液备用。
②将白芷粉与维生素E油液一起搅拌均匀即可。

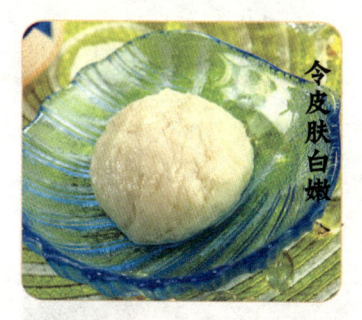

令皮肤白嫩

（使用方法）①洗净脸后，将调好的面膜捏压成丸子状，再用面膜丸按揉脸部，避开眼、唇部皮肤，敷10～15分钟即可用温水洗脸。
②每周可使用1～2次。

芦荟黑芝麻美白面膜

适用肤质：各种皮肤
制作方便度：四星
推荐指数：四星
美丽费用：3元
美容师小叮咛：

黑芝麻不易保存，如果此款面膜有剩余，可以直接做一个手膜或者颈膜。

（材料）芦荟1段，黑芝麻10克，蜂蜜1匙。

（做法）①将黑芝麻研磨成粉末，备用。
②芦荟去刺，去皮，切成小段，放入榨汁机中榨成汁，备用。

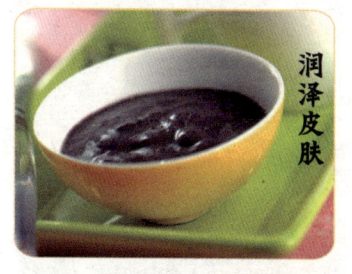

润泽皮肤

③将黑芝麻粉、芦荟汁、蜂蜜搅拌均匀即可。

（使用方法）①洗净脸后，用面膜刷蘸取少量面膜均匀地涂在脸上，避开眼睛、唇部皮肤，敷10～15分钟即可用温水清洗干净。
②每周可以使用两次。

珍珠红酒美白面膜

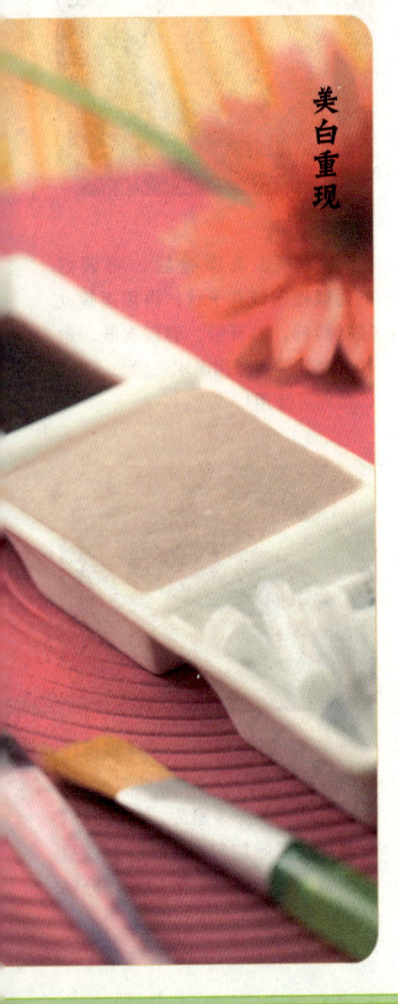

美白重现

适用肤质： 各种皮肤
制作方便度： 五星
推荐指数： 五星
美丽费用： 4元

美容师小叮咛：

红酒是发酵过的酒类，因此会产生酒酸。这就是此款面膜可以美白皮肤的原因。

材料 珍珠粉、面粉各适量，红酒、蜂蜜各1大匙

做法 ①将珍珠粉、面粉、蜂蜜加入红酒中。
②用搅拌棒搅拌均匀，调成糊状即可。

使用方法 ①洁面后，将本款面膜涂在脸上，避开眼、唇周围，20分钟后用清水洗净即可。
②每周使用1～2次。

国医小课堂

有人说，汉方美容与红酒密不可分。这是因为红酒中的红酒素能够保湿及淡化皮肤中的黑色素，敷脸后能使皮肤白里透红，毛孔紧缩。很多明星之所以拥有美丽的容颜，与她们经常做红酒面膜有很大的关系！

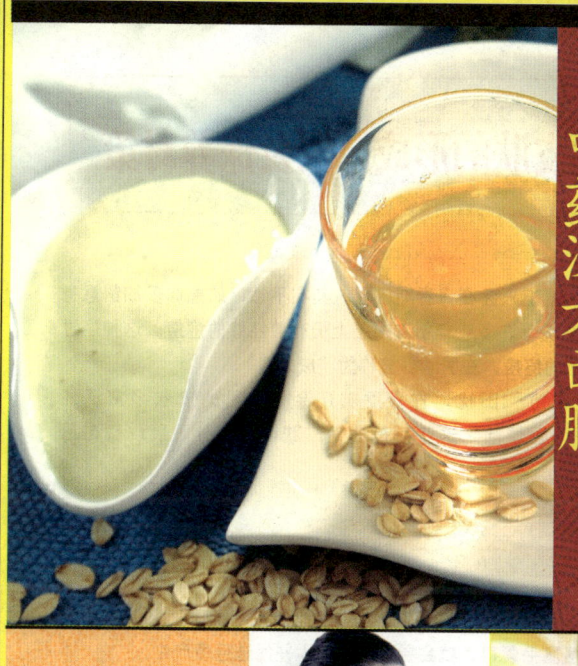

第五章 中药汉方面膜 控油祛痘类

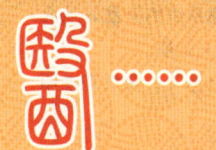

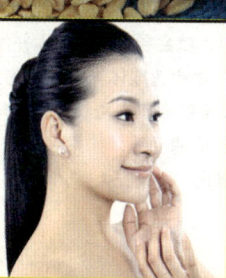

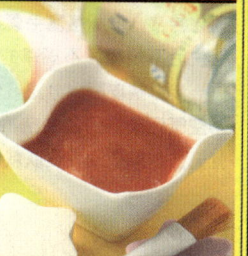

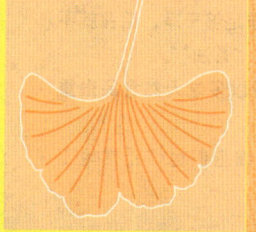

靓丽……

中药汉方面膜不仅能紧致皮肤,还具有控油祛痘的功效,让你彻底告别青春痘,不再为脸上泛油光、毛孔粗大等问题而烦恼。可见,中药汉方面膜是油性皮肤女性的福音!

油性皮肤的形成原因及保养对策

很多人都以为痘痘只会在青春期出现，其实不然，如果你多加留意身边的朋友，不难发现，许多成年朋友的脸上仍有着红红的痘痘。这种度过了青春期仍然冒着的痘痘，在医学界被称为"成人痘"。

除了被"成人痘"困扰，许多朋友还会为自己的皮肤经常泛油光、毛孔粗大等问题烦恼。这些都是油性皮肤在"充分地展现着自己的特征"。

形成原因

◎**激素浓度高**。如果体内激素浓度高，皮脂腺分泌也会增多，再加上毛孔角化异常，淤积堵塞毛囊口，就会导致毛孔粗大并促进痘痘产生。
◎**生活不规律**。不规律的生活会造成体内神经及内分泌系统的紊乱，从而进一步影响皮脂腺分泌，使皮肤表皮层囤积大量的角质与油脂。
◎**空气污染**。污浊的空气会堵塞毛孔，如果毛孔被"封锁"，角质和油脂就无法排除，油性皮肤就因此"发扬光大"。

保养对策

◎**清洁皮肤**。保养皮肤要从清洁皮肤做起。如果皮肤足够干净，毛孔就不会堵塞，油性皮肤同样能干干净净、清清爽爽，不再"冒油"。
◎**多食用天然食品**。保养皮肤要做到内养外调，所以多吃天然食品很重要。能祛除痘痘的食物有杏仁、南瓜、牡蛎等。
◎**有规律地生活**。保持良好的生活习惯，能够让细胞们也"正常地工作"，皮肤自然就会光滑细嫩。

薏仁粉黄瓜控油面膜

适用肤质：油性、混合性皮肤
制作方便度：四星
推荐指数：四星
美丽费用：4元

美容师小叮咛：
此面膜中的黄瓜也可切成片，直接敷于脸上，同样具有美容效果。

材料 小黄瓜1根，薏仁粉1大匙，橄榄油少许。

做法 ①小黄瓜洗净、切片，放入榨汁机中打成泥状。
②将橄榄油倒入黄瓜泥中搅成糊状。
③将薏仁粉加入混合物中进行充分搅拌即可。

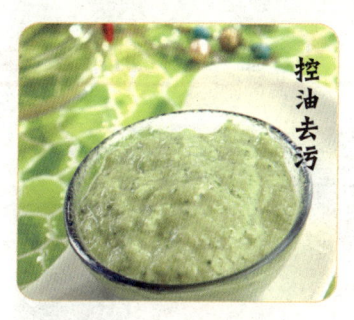

使用方法 ①洗净面部后，将调好的面膜均匀地涂敷在脸上，避开眼、唇部皮肤，敷10～15分钟即可用温水洗净。
③每周可使用1～2次。

（控油去污）

冰片细盐祛痘面膜

适用肤质：油性、混合性皮肤
制作方便度：五星
推荐指数：四星
美丽费用：3元

美容师小叮咛：
女性朋友在购买冰片的时候要注意，市面上有一种冰片是用樟脑、松节油等制成的，只适用于治疗疮疡肿痛症，不宜用于制作面膜。

材料 冰片3小匙，细盐1大匙，鸡蛋两个。

做法 ①鸡蛋敲破，取出蛋清。
②将细盐、蛋清、冰片一同放入面膜碗中混合，搅拌成膏状即可。

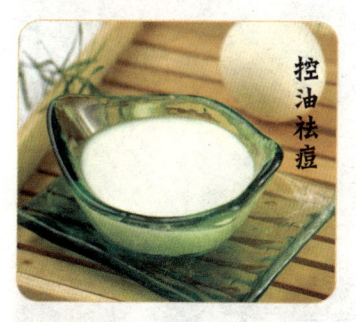

使用方法 ①清洁面部后，用面膜刷蘸取混合好的面膜，涂于面部，避开眼、唇部皮肤，不宜涂得太厚，5分钟后用温水洗净即可。
②每日1次，连续使用10天。

（控油祛痘）

国医绝学百日通

金盏花奶酪祛痘面膜

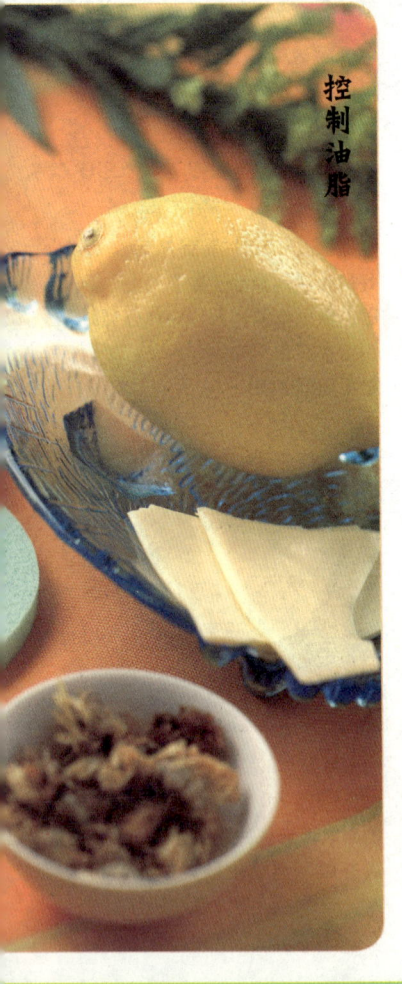

控制油脂

适用肤质：油性皮肤
制作方便度：四星
推荐指数：五星
美丽费用：5元
美容师小叮咛：

乳酪比普通牛奶含有更丰富的钙、磷、铁和蛋白质，用来制作面膜效果更佳。

材料 干金盏花两小匙，原味奶酪1小片，柠檬汁5滴。

做法 将以上所有材料一起放入榨汁机中进行榨汁即可。

使用方法 ①清洁面部后，用面膜刷将本款面膜均匀地涂在面部，避开眼、唇部皮肤，15分钟后用温水洗净即可。
②每周可以使用1~2次。

国医小课堂

使用保养品不仅要长期坚持，更要根据季节的变化而变化。保养品的使用剂量和使用次数是因时而异的，甚至也要因人而异。因此，女性朋友要根据自己的皮肤特征有针对性地使用保养品。

菠萝金银花祛痘面膜

适用肤质：油性皮肤
制作方便度：四星
推荐指数：四星
美丽费用：2.5元

美容师小叮咛：

菠萝含有很强的刺激性物质，所以不可以直接敷在脸上，应和其他材料配合制作成面膜使用。

材料 菠萝50克，通心粉、金银花各半大匙。

做法 ①菠萝去皮，洗净，切小块，放入榨汁机中榨成汁。
②将通心粉、金银花研成粉末，加入菠萝汁中，搅拌均匀即可。

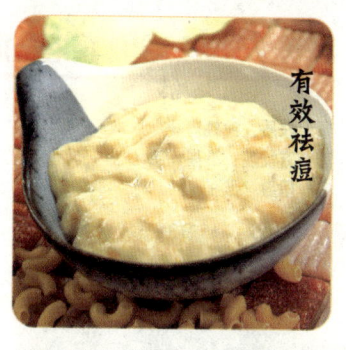

使用方法 ①洗净脸后，将面膜均匀地涂敷在脸部，避开眼、唇部皮肤，15分钟后洗净即可。
②每周可使用1～2次。

有效祛痘

金银花橘子祛痘面膜

适用肤质：油性皮肤
制作方便度：三星
推荐指数：四星
美丽费用：2.5元

美容师小叮咛：

土豆容易氧化，不易保存，所以此面膜应当一次性用完。

材料 金银花半大匙（以少量沸水泡开），橘子半个，土豆1块。

做法 ①土豆洗净，切成块。
②橘子去皮，备用。
③将金银花、土豆块、去皮后的橘子倒入榨汁机中，搅打均匀成糊状。

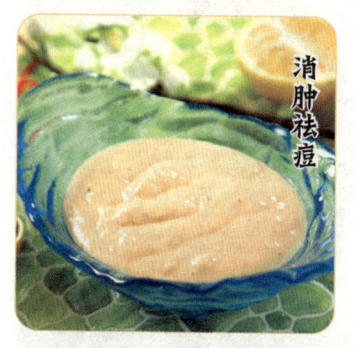

使用方法 ①洗净脸后，将面膜均匀地敷在脸部，避开眼、唇部皮肤，敷10～15分钟即可用温水洗净。
②每周可使用1～2次。

消肿祛痘

芦荟蜂蜜祛痘消炎面膜

适用肤质：油性皮肤
制作方便度：五星
推荐指数：五星

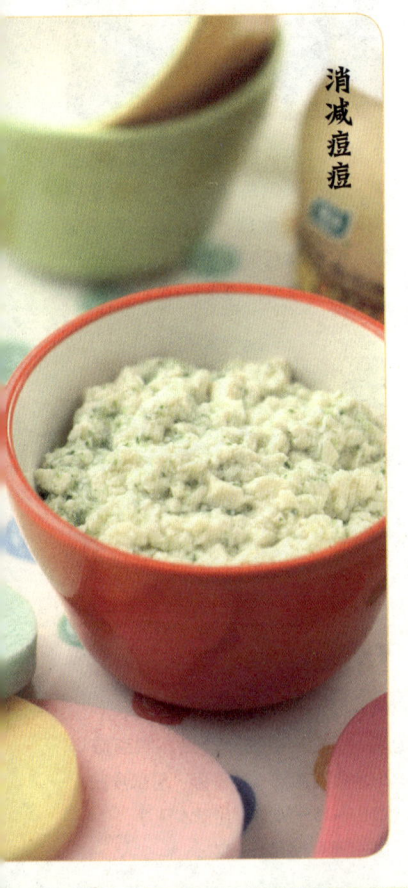

美丽费用：2元
美容师小叮咛：
　　使用本款面膜后不宜晒太阳。

消减痘痘

材料 蜂蜜1小匙,芦荟1段,豆腐适量。

做法 ①芦荟洗净,去皮,放入榨汁机中榨取汁液。
②用无菌滤布将芦荟残渣滤掉,留取汁液备用。
③将芦荟汁、豆腐、蜂蜜一同放入面膜碗中,充分搅拌均匀。

使用方法 ①洁面后,将本款面膜均匀、轻柔地涂抹在脸上,避开眼、唇部皮肤,用指腹由外向内以打圈的方式按摩15分钟后用温水洗净即可。
②每周可使用1~2次。

国医小课堂

　　蜂蜜不仅可以食用、用来制作成面膜,还可以用来沐浴。用蜂蜜沐浴不仅能够消除疲劳,还能够使皮肤光洁润白。具体做法:将蜂蜜直接加入温水中,配成1%左右的蜂蜜水溶液泡澡即可。

薏仁黄豆祛痘面膜

适用肤质：油性及混合性皮肤
制作方便度：五星
推荐指数：四星
美丽费用：3元

美容师小叮咛：

薏仁粉除了可以制作面膜，也可以用温水冲泡服用。如果加入适量的蜂蜜，味道更佳。由于薏仁粉属凉性，女性生理期最好不要服用。

材料 薏仁粉3小匙，黄豆粉1大匙。
做法 ①将薏仁粉、黄豆粉放入面膜碗中。

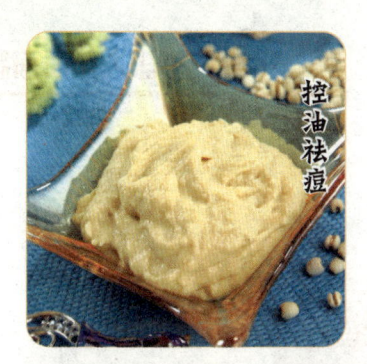

控油祛痘

②加入适量清水，调成糊状即可。

使用方法 ①洗净脸后，将调好的面膜均匀地涂在脸上，避开眼、唇部皮肤，15分钟后用清水洗净即可。
②每周可使用1~2次。

玫瑰双粉控油面膜

适用肤质：油性皮肤
制作方便度：三星
推荐指数：四星
美丽费用：3元

美容师小叮咛：

制作此款面膜时，如果感觉太稀，可多加入一些面粉。

材料 桃仁粉两小匙，玫瑰花瓣适量，面粉两大匙，纯净水适量。
做法 ①在桃仁粉中加入面粉，再加入适量纯净水，调匀至糊状。
②将桃仁面粉糊、玫瑰花瓣放入锅

消肿祛痘

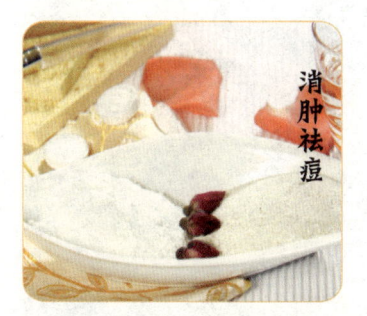

中，用小火煮至玫瑰花瓣软化、面糊呈粉红色后盛出，冷却后待用。

使用方法 ①洁面后，将本款面膜均匀地敷在脸上，避开眼、唇部皮肤，20分钟后用清水洗净即可。
②每周使用2~3次。

59

杏仁粗盐去角质面膜

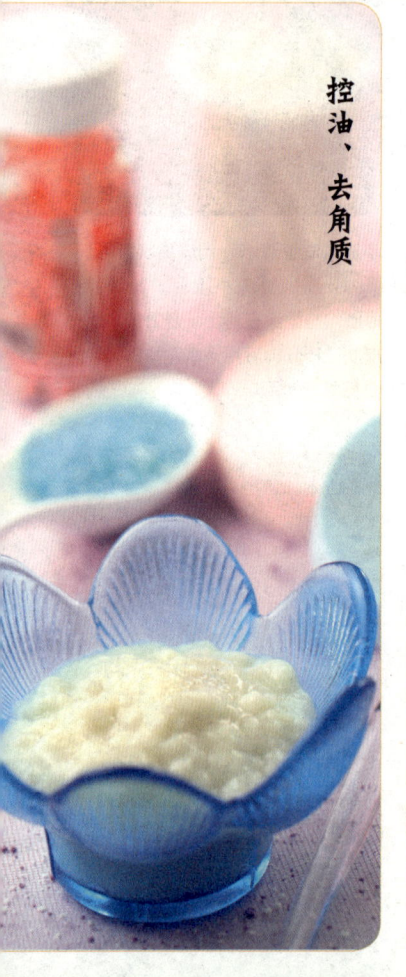

控油、去角质

适用肤质： 油性皮肤
制作方便度： 五星
推荐指数： 四星
美丽费用： 3元

美容师小叮咛：
制作面膜时，可将杏仁去皮，研磨成粉，也可在美容用品店直接购买已研磨好的杏仁粉。

材料 杏仁粉4大匙，粗盐两大匙。

做法 ①在杏仁粉中加入适量水，调成糊状。
②将粗盐加入杏仁糊中，充分搅拌均匀。

使用方法 ①洁面后，用面膜刷蘸取本款面膜，均匀涂在脸部，避开眼、唇部皮肤，20分钟后用清水洗净即可。
②每周使用2~3次。

国医小课堂

当出现痘痘时，切忌用力压挤。另外，不停地洗脸也不会减少油脂的分泌。要想彻底消除痘痘，应当注重日常保养，例如，使用控油的护肤品；注意饮食，不食用辛辣食物；保持良好的生活习惯，不熬夜等。

白芷黄瓜柠檬抗菌面膜

适用肤质：中性、油性皮肤
制作方便度：四星
推荐指数：四星
美丽费用：3元

美容师小叮咛：
　　柠檬汁的酸性较强，使用时一定要注意稀释，尤其是敏感性皮肤，使用时要减少其用量。

材料 白芷粉10克，柠檬半个，小黄瓜半根，柠檬精油3滴。

做法 ①柠檬洗净榨汁、过滤、取5毫升汁液，备用。
②小黄瓜洗净，打成泥状。
③把黄瓜泥和白芷粉倒入柠檬汁中进行充分的搅拌，再滴入柠檬精油调匀即可。

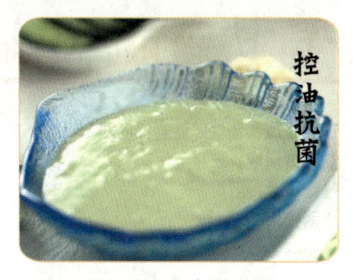

使用方法 ①洗净脸后，用面膜刷将面膜均匀地涂抹在脸上，避开眼睛和唇部，待八分干时即可清洗。
②每周可使用1~2次。

控油抗菌

白芷豆粉控油面膜

适用肤质：油性、混合性皮肤
制作方便度：五星
推荐指数：四星
美丽费用：3元

美容师小叮咛：
　　白芷具有光敏性，所以最好在晚上使用此款面膜，以免出现过敏现象。

材料 白芷粉两小匙，绿豆粉3小匙，蜂蜜、牛奶各适量。

做法 ①将绿豆粉与白芷粉放入面膜碗中，混合均匀。
②加入牛奶、蜂蜜搅拌均匀即可。

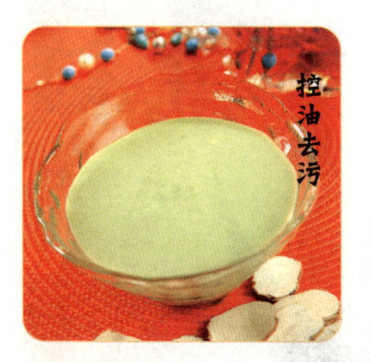

使用方法 ①洗净脸后，将调好的面膜均匀地敷在脸上，避开眼部及唇部皮肤，15分钟后用清水洗净即可。
②每周可使用两次。

控油去污

甘菊白及蛋清控油面膜

适用肤质：油性、混合性皮肤
制作方便度：三星
推荐指数：五星
美丽费用：4.5元
美容师小叮咛：

使用此款面膜前，最好能在手部做一下皮肤测试，以防过敏。如果手部皮肤有刺痛感，应当禁止使用。

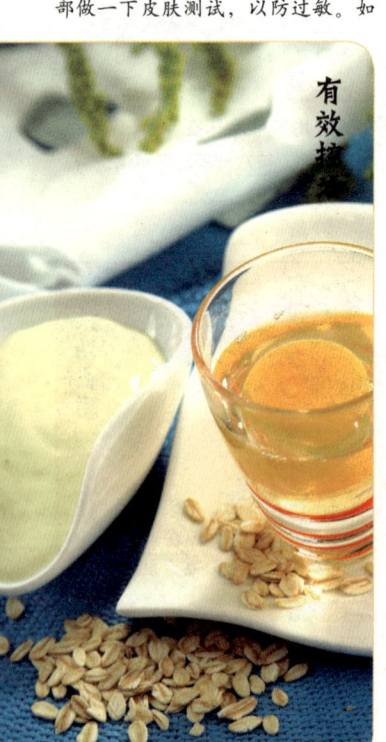

材料 甘菊10朵，燕麦粉、白及粉各1小匙，生姜1小片，鸡蛋1个，开水半杯。

做法 ①将甘菊浸泡在开水中约1小时，制成甘菊水。鸡蛋打散，取蛋清；生姜捣碎，与蛋清混合均匀，再倒入甘菊水搅拌均匀。
②加入白及粉、燕麦粉，调匀成糊状即可。

使用方法 ①洗净脸后，将调好的面膜均匀地涂敷在脸上，避开眼、唇部皮肤，10分钟后用清水洗净。
②每周可使用1～2次。

国医小课堂

击退青春痘的三大要点：

◎**利用化妆水**。化妆水有镇静的功效，可蘸取化妆水拍打痘处。
◎**巧用按摩法**。经常按摩颈部可以消除淋巴的堵塞，起到预防青春痘的作用。
◎**不可"硬碰硬"**。青春痘出现的时候切忌硬挤、硬压，否则只会适得其反。

苦瓜祛痘面膜

适用肤质：油性皮肤
制作方便度：四星
推荐指数：五星
美丽费用：3.5元
美容师小叮咛

　　黄连粉中含有黄色素，使用此款面膜后，皮肤或许会呈微黄色，此非过敏现象。一般情况下，1～2天后就会恢复正常。

（材料）新鲜苦瓜1块，黄连粉、绿豆粉各1小匙。

（做法）①苦瓜洗净、去子，放入榨汁机中榨取汁液。
②将黄连粉、绿豆粉、苦瓜汁一同放入面膜碗中，充分搅拌调成糊状。

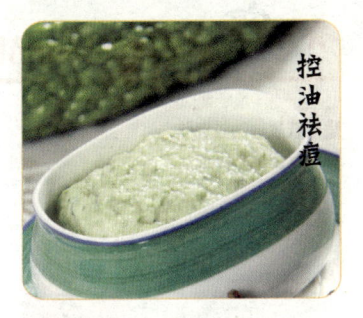

（使用方法）①洗净脸后，将本款面膜涂敷于脸上，避开眼、唇部皮肤，静置15分钟后用温水将脸洗净。
②每周可使用1～2次。

控油祛痘

牛奶野菊花控油面膜

适用肤质：油性皮肤
制作方便度：三星
推荐指数：四星
美丽费用：2元
美容师小叮咛

　　野菊花具有清热去火的作用，不仅可以用来制作面膜，还可以用水煎服。但脾胃虚寒者及孕妇慎用。

（材料）野菊花50克，牛奶1杯。

（做法）①野菊花洗净，放入锅中，倒入清水，煮15分钟成野菊花汁液。
②将野菊花汁与牛奶混合，倒入冰格中，放入冰箱冷冻成冰块待用。

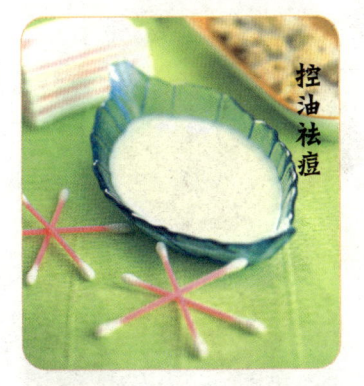

（使用方法）①洗净脸后，用消毒纱布包裹野菊花牛奶冰块，轻抹脸部10分钟左右即可。
②每周使用1～2次。

控油祛痘

蜜醋西红柿控油洁肤面膜

适用肤质：油性皮肤
制作方便度：五星
推荐指数：五星

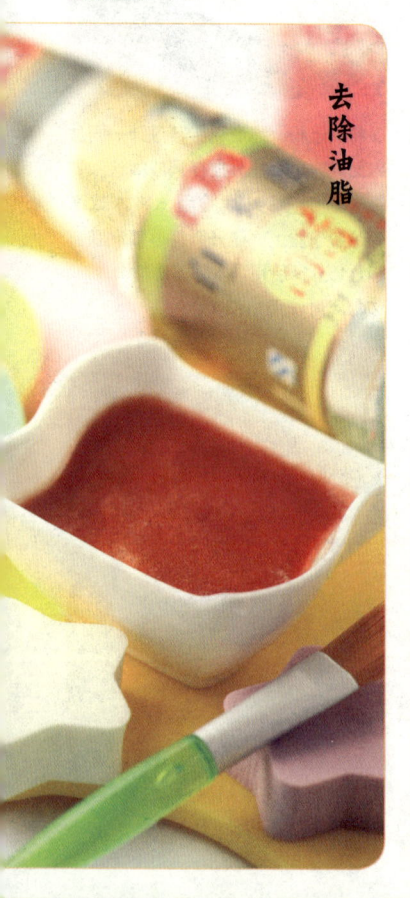

美丽费用：3元
美容师小叮咛：

如果此款面膜制作过多，还可以用于颈部或手部，同样具有去除油脂、预防皮肤感染、使皮肤嫩白光滑的作用。

材料 蜂蜜、苹果醋各适量，西红柿半个。

做法 西红柿洗净，连皮捣烂，然后加入蜂蜜、苹果醋，搅至糊状即可。

使用方法 ①洗净脸后，将本款面膜均匀地涂在脸部，避开眼睛、唇部皮肤，15分钟后用温水清洗干净即可。

②每周使用1～2次。

去除油脂

国医小课堂

为了尽快改善皮肤泛油光的问题，许多女性朋友恨不得一口气把收敛水倒在脸上，以起到立竿见影的作用。这种"一口气吃个胖子"的想法和做法是不科学的，因为涂擦收敛水是有技巧的：应当先用化妆棉少量蘸取收敛水，再用化妆棉慢慢擦拭皮肤，并且要长期坚持。

柠檬果泥祛痘面膜

适用肤质：油性皮肤
制作方便度：四星
推荐指数：四星
美丽费用：1.5元
美容师小叮咛：
　　由于市售梨的外皮大多都有防腐剂，因此制作面膜时，建议将梨洗净或去皮后再使用。

材料 梨1个，柠檬汁、面粉各适量。
做法 ①梨洗净，去皮、去子，切小块后打成果泥。
②在梨泥中加入柠檬汁和面粉，充分搅拌成糊状。

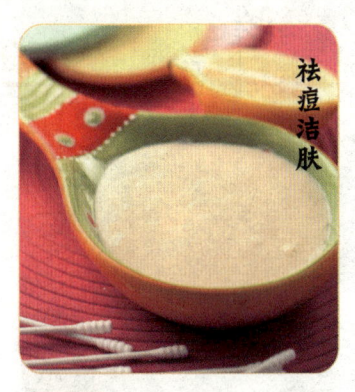

祛痘洁肤

使用方法 ①洗完脸后，将本款面膜涂敷在面部，避开眼、唇部皮肤，15分钟后用温水洗净即可。
②每周可使用1~2次。

绿豆粉盐祛痘面膜

适用肤质：油性皮肤
制作方便度：五星
推荐指数：五星
美丽费用：5元
美容师小叮咛：
　　盐具有消炎的作用，尤其适用于油性皮肤，但是皮肤有破损者应当慎用。

材料 益生菌饮料250毫升，绿豆粉3小匙，盐1小匙。
做法 将绿豆粉、养乐多、盐一同放入面膜碗中，搅拌均匀成泥状即可。
使用方法 ①洗净脸后，将面膜均

净肤祛痘

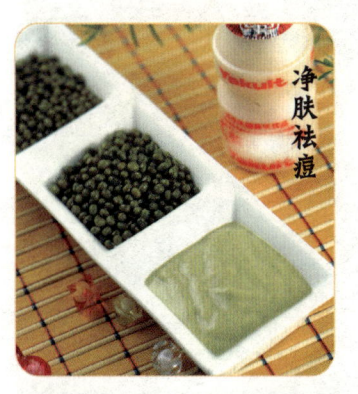

匀敷在脸上，避开眼、唇部皮肤，同时用指腹由内向外打圈，全脸按摩5~8分钟，最后用清水洗净即可。
②每周可使用1~2次。

国医绝学百日通

蜂蜜面粉祛痘润白面膜

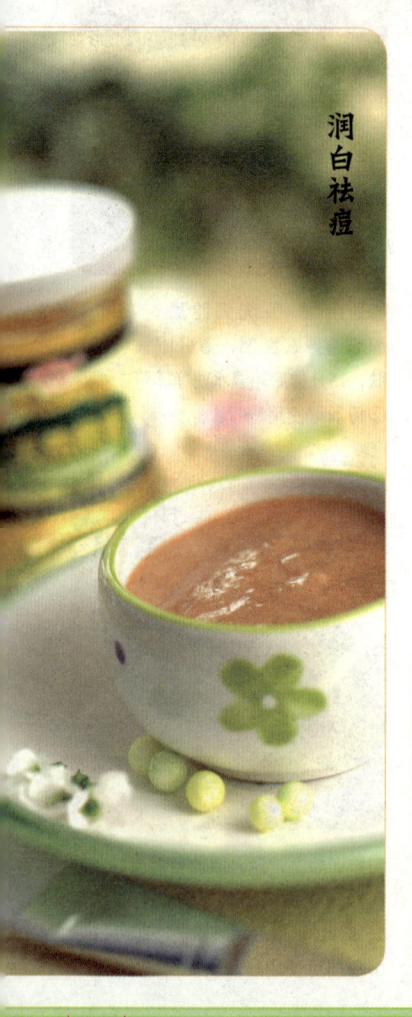

润白祛痘

适用肤质： 油性皮肤
制作方便度： 三星
推荐指数： 五星
美丽费用： 3元
美容师小叮咛：
　　制作此款面膜时，也可以把西红柿倒入榨汁机中进行搅拌，取汁去渣，以此取代番茄酱。

材料 番茄酱两大匙，面粉1大匙，柠檬汁、蜂蜜各1小匙。

做法 ①将番茄酱、柠檬汁及蜂蜜倒入面膜碗中拌匀。

②再在其中加入面粉拌匀即可。

使用方法 ①洗净脸后，取适量面膜均匀地涂敷于脸部，15～20分钟后再用手指将微干的面膜搓掉，用温水将脸洗净即可。

②每周可使用1～2次。

国医小课堂

　　毛孔的日常保养窍门：保养之前，先利用蒸汽使毛孔张开；保养之后，要用化妆水收敛毛孔，切忌让毛孔持续张开。也可以利用热水和凉水交替进行洗脸，以达到收缩毛孔的作用。

第六章 美白祛斑类中药汉方面膜

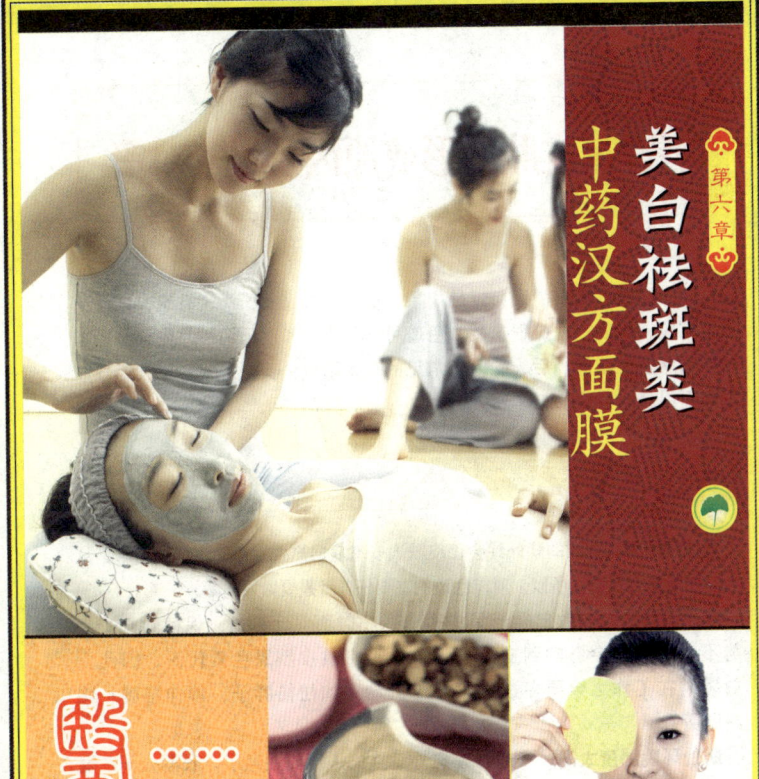

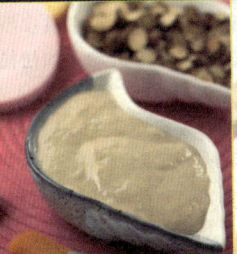

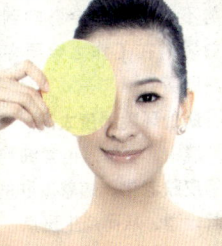

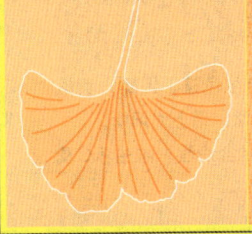

美面……

俗话说："一白遮百丑。"可见，"美白"对一个人的容貌起着多大的作用！中药汉方面膜可以让你轻松摆脱斑斑点点的尴尬，还你洁净润白的皮肤！

色斑皮肤的形成原因及保养对策

或许你的五官很精致，但是如果你精致的脸庞上长满了色斑，你还会很自信吗？因此，祛斑很重要。色斑可分为先天和后天两种，先天的色斑主要为痣及胎记等，后天的色斑常见的有太阳斑、黄褐斑、雀斑及因皮肤发炎而引起的各种斑点等。

形成原因

◎**紫外线照射**。强烈的紫外线会使皮肤表皮基底层产生大量的黑色素细胞，从而产生黑斑或雀斑。所以，对抗色斑的首要任务就是要做好防晒。

◎**缺乏运动**。大多数白领一天中有七八小时面对计算机、保持同一个姿势不变，这样会影响到血液循环，从而影响皮肤黑色素代谢。因此，白领们在工作之余要多进行一些小运动，如扭扭脖子、伸伸胳膊、踢踢腿等。

◎**所处环境温度太高**。在后厨或户外工作的人可要注意了，长期处于高温环境中，会使黑色素细胞活跃，斑点也就从此产生啦。

◎**皮肤老化**。随着皮肤的老化，角质层也会越堆积越厚，使黑色素不易分解代谢，从而产生斑点。

保养对策

◎**时刻准备着防晒**。由上述所知，紫外线能使皮肤产生色斑。因此，女性朋友在出门前要做好充分的防晒工作，记得涂上防晒霜、带上太阳伞。

◎**"养"好皮肤**。多食用动物肝脏、牛奶、芝麻等富含油酸、维生素C及亚油酸的食物，能够起到淡斑的作用。

淮山酸奶淡斑面膜

适用肤质：干性皮肤
制作方便度：五星
推荐指数：四星
美丽费用：5元

美容师小叮咛：
如果一次制作了很多，也可以敷在颈部皮肤，同样具有美肤的作用。

（材料）党参、淮山各10克，茄子1段，原味酸奶3大匙。

（做法）①茄子洗净，切块，放入榨汁机中。
②将党参、淮山切成小块，也放入榨汁机中。
③将原味酸奶加入榨汁机中，与茄子、党参、淮山一起搅拌均匀。

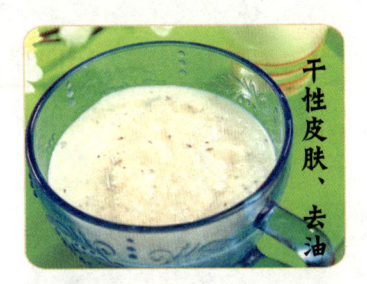

（使用方法）①洗净脸后，将调好的面膜均匀地敷在脸上，避开眼部及唇部皮肤，10～15分钟后用清水洗净即可。
②每周可使用2～3次。

干性皮肤、去油

薏仁美白面膜

适用肤质：各种皮肤
制作方便度：五星
推荐指数：四星
美丽费用：1.5元

美容师小叮咛：
薏仁不仅具有美白的作用，能够用来制作面膜，还可以通过煮粥食用起到滋身健体的作用。

（材料）薏仁粉、白醋各适量。

（做法）将薏仁粉和白醋以1：2的比例倒入面膜碗中，混合搅匀即可。

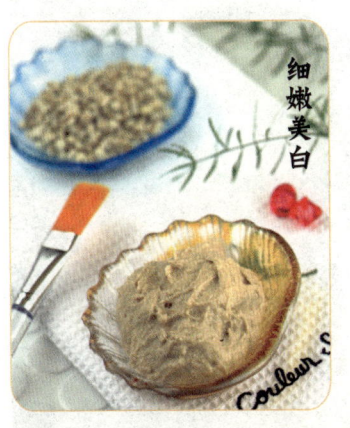

（使用方法）①洗净脸后，将调好的面膜均匀地敷在脸上，避开眼、唇部皮肤，10～15分钟后用清水洗干净。
②可以每天晚上使用。

细嫩美白

薏仁豆腐美白面膜

适用肤质：干性皮肤
制作方便度：四星

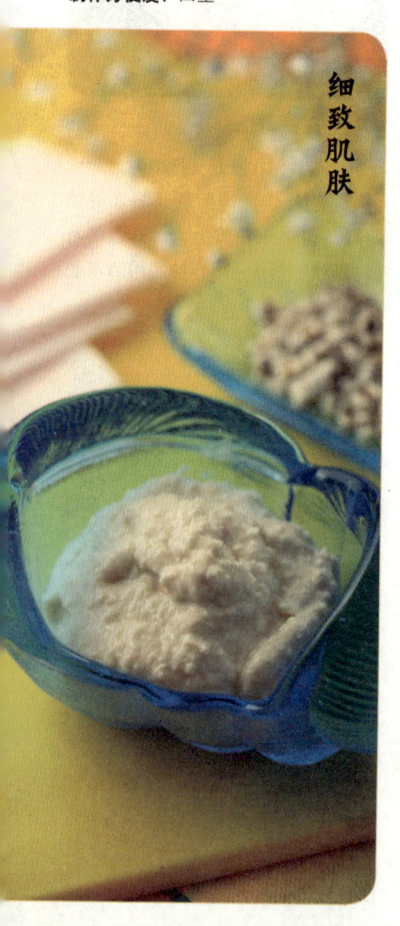

推荐指数：五星
美丽费用：2元

美容师小叮咛：

选用豆腐制作面膜时，一定要选用新鲜的豆腐。如果不慎选用了变质的豆腐，则会伤害皮肤。

细致肌肤

材料 薏仁粉适量，豆腐1块，蜂蜜1大匙。

做法 ①将豆腐捣碎呈泥状，与蜂蜜一起搅拌均匀。
②将薏仁粉加入豆腐与蜂蜜的混合物中，搅拌均匀即可。

使用方法 ①洗净脸后，将调好的面膜均匀地涂敷在脸上，避开眼、唇部皮肤，15分钟后用温水洗净即可。
②每周可使用1次。

国医小课堂

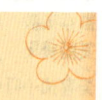

蜂蜜不但可以敷脸，还可用来沐浴。使用蜂蜜沐浴的时候，除了可以采用把蜂蜜滴入水中进行溶解的方法，还可以将蜂蜜涂抹于全身，直接到浴缸中泡澡，然后用香皂清洗一遍。脚底、膝盖、手肘部可以多涂一些。

白芷蜂蜜美白面膜

细嫩美白

适用肤质：干性皮肤
制作方便度：三星
推荐指数：四星
美丽费用：3.5元

美容师小叮咛：
　　白芷不一定会适用于所有肤质，所以在使用此款面膜时最好在手腕处进行一下皮肤测试。

材料 白芷粉6克，蜂蜜1大匙，橄榄油3小匙，鸡蛋、小黄瓜各1个，盐两小匙。

做法 ①鸡蛋敲破，取蛋黄；小黄瓜洗净，榨汁。

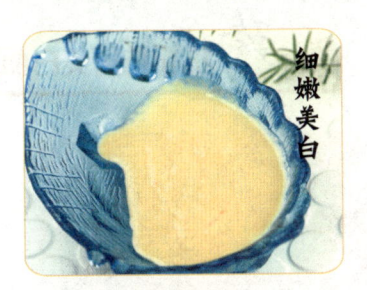

②先将白芷粉放入面膜碗中，加入橄榄油、蛋黄、盐搅拌均匀。再加入蜂蜜和小黄瓜汁各1小匙，调匀即可。

使用方法 ①洗净脸后，将面膜均匀涂抹于脸上，避开眼、唇部皮肤，20分钟后用清水冲洗干净。
②每周使用2～3次。

珍珠豆粉美白面膜

美白润泽

适用肤质：油性皮肤
制作方便度：五星
推荐指数：四星
美丽费用：2.5元

美容师小叮咛：
　　此款面膜不仅可以美白淡斑，还可以滋润保湿，但是不宜久存，应一次性用完。

材料 绿豆粉、黄豆粉、珍珠粉各半大匙，蒸馏水适量。

做法 ①将黄豆粉、绿豆粉和珍珠粉放入面膜碗中混合均匀。
②加入蒸馏水慢慢搅拌均匀至糊状即可。

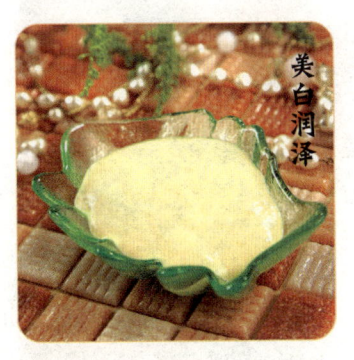

使用方法 ①洗净脸后，将调好的面膜均匀地涂抹在脸上，15分钟后用清水洗净即可。
②每周可使用1～2次。

珍珠粉祛斑美白面膜

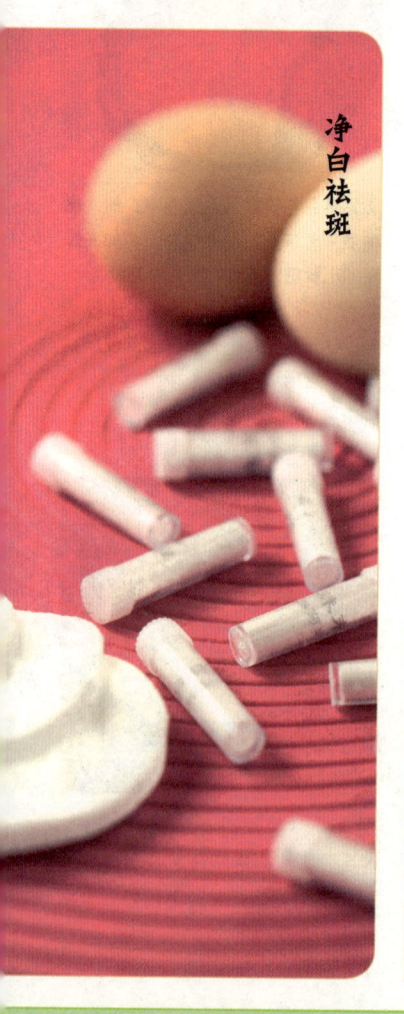

净白祛斑

适用肤质：各种皮肤
制作方便度：五星
推荐指数：五星
美丽费用：1.5元
美容师小叮咛：
　　剩余的蛋黄不要浪费，可以和胡萝卜搭配在一起制作一款滋润面膜。

材料 珍珠粉5克，鸡蛋1个。

做法 ①鸡蛋取蛋清，将蛋清打至起泡。
②将蛋清泡沫、珍珠粉放入面膜碗中，混合调制均匀即可。

使用方法 ①洁面后，将面膜均匀地涂抹于脸上，避开眼、唇部皮肤。等面膜干后，用清水洗净，再依照一般程序进行保养即可。
②每周使用1~2次。

国医小课堂

　　用蛋黄和蛋清做面膜各有优势，女性朋友应根据自己的肤质来选用。蛋清具有控油、收缩毛孔的作用，比较适合油性皮肤女性朋友以及夏天使用；蛋黄具有补水滋润的作用，适合干性皮肤女性朋友以及秋冬使用。

🍁 蜂蜜珍珠粉美白面膜

适用肤质：各种皮肤
制作方便度：五星
推荐指数：四星
美丽费用：3元
美容师小叮咛：

盐具有一定的刺激性，所以制作面膜时不宜倒入过量的盐，否则会刺激毛孔，让皮肤更加干燥、粗糙。

材料 珍珠粉、蜂蜜各1大匙，盐两小匙。

做法 ①准备一个干净的面膜碗，倒入珍珠粉和盐。

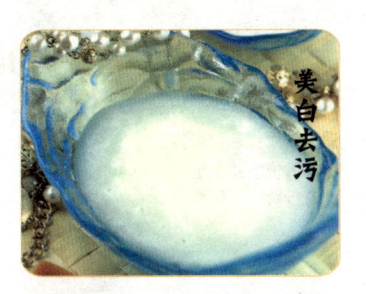

美白去污

②再倒入蜂蜜，边倒边搅拌，使其充分混合，调成糊状即可。

使用方法 ①洗净脸后，用小棉签蘸取调好的面膜均匀涂在脸上，不要太厚，薄薄一层即可，20分钟后用清水洗净。

②每周可使用2～3次。

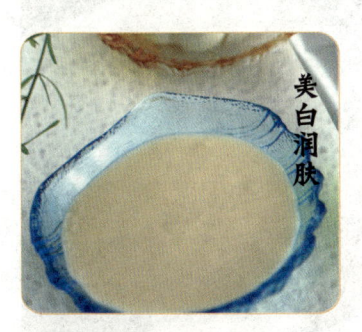

🍁 蒜蓉蜂蜜净白面膜

适用肤质：各种皮肤
制作方便度：四星
推荐指数：四星
美丽费用：3元
美容师小叮咛：

制作此面膜的时候，要酌情使用大蒜，因为大蒜含有会造成皮肤干燥的辣素成分，不宜过量使用。

材料 面粉、大蒜、蜂蜜各适量，盐1小匙。

做法 ①将大蒜剥掉外皮，洗净，捣成蒜泥，备用。

②将蜂蜜、盐放入蒜泥中，搅拌均匀

美白润肤

后再加入面粉，充分拌匀即可。

使用方法 ①充分清洁面部，将面膜均匀地涂在脸上，避开眼部、唇部皮肤，15～20分钟后用温水清洗干净即可。

②每周可使用1次。

甘草薏仁抗斑美白面膜

适用肤质：各种皮肤
制作方便度：五星
推荐指数：五星

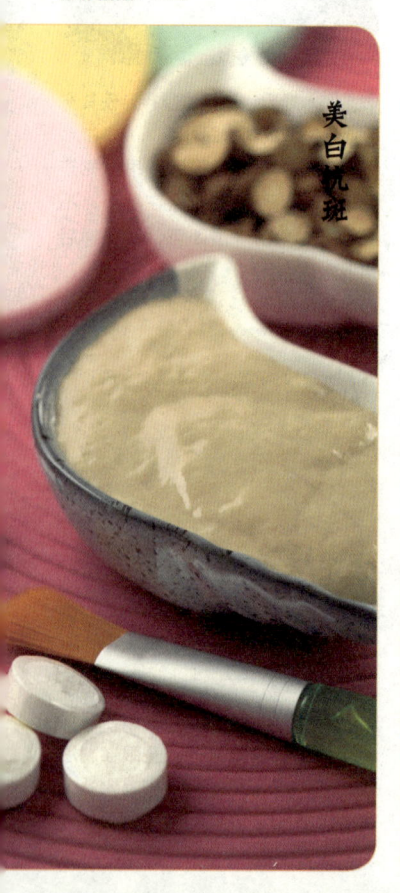

美丽费用：3元
美容师小叮咛：

制作此款面膜时，如果是油性皮肤，可以选用脱脂牛奶；如果是干性皮肤，可以选用全脂牛奶。

美白祛斑

材料 甘草粉、薏仁粉各1小匙，鲜牛奶3小匙。

做法 ①将牛奶倒入面膜碗中。②加入甘草粉、薏仁粉，搅拌均匀至糊状即可。

使用方法 ①洁面后，将本款面膜均匀涂于脸部，避开眼、唇部，15分钟后用温水冲洗干净即可。②每周可使用1次。

国医小课堂

消减脂肪粒的小窍门：

◎**注意清洁**。彻底清洁脸部皮肤，可以保证皮肤的正常吸收和排泄。

◎**换用眼霜**。选用眼霜时，最好选用富含水分的眼霜，并且不宜长期只使用同一款眼霜。

◎**任其自然恢复**。出现脂肪粒时，切忌硬挤、硬压，应让其自然恢复。

酸奶酵母粉美白面膜

适用肤质：各种皮肤
制作方便度：五星
推荐指数：四星
美丽费用：1.5元

美容师小叮咛：

　　酸奶含有大量的乳酸，是面膜保养中的明星材料，和酵母粉搭配使用，效果更佳。

材料 酵母粉两大匙，酸奶半杯。

做法 ①将酵母粉缓缓地加入酸奶中。
②边加边用搅拌棒搅拌，充分搅拌均匀即可。

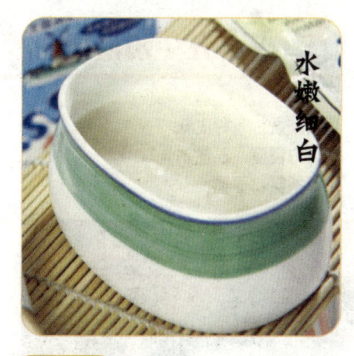

水嫩细白

使用方法 ①洁面后，将本款面膜涂抹在脸部，避开眼、唇部，再覆盖上面膜纸，20分钟后用清水彻底冲洗干净即可。
②每周使用1～2次。

白术米醋祛斑面膜

适用肤质：各种皮肤
制作方便度：五星
推荐指数：四星
美丽费用：2元

美容师小叮咛：

　　制作此款面膜时，不建议用白醋替代米醋。

材料 白术粉、米醋各适量。

做法 ①将白术粉、米醋放入锅中，用小火熬煮至沸腾。
②冷却后，用无菌滤布滤掉药渣，留取汁液即可。

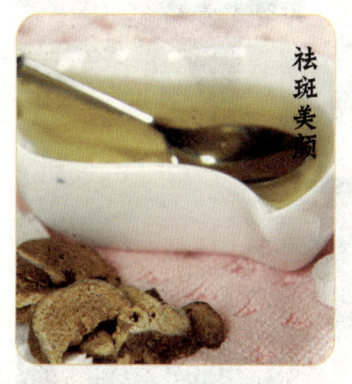

祛斑美颜

使用方法 ①洁面后，用化妆棉蘸取汁液涂抹在脸部，20分钟后用清水洗净即可。
②每周可使用1～2次。

白芷牛奶淡斑面膜

适用肤质：各种皮肤
制作方便度：三星
推荐指数：五星

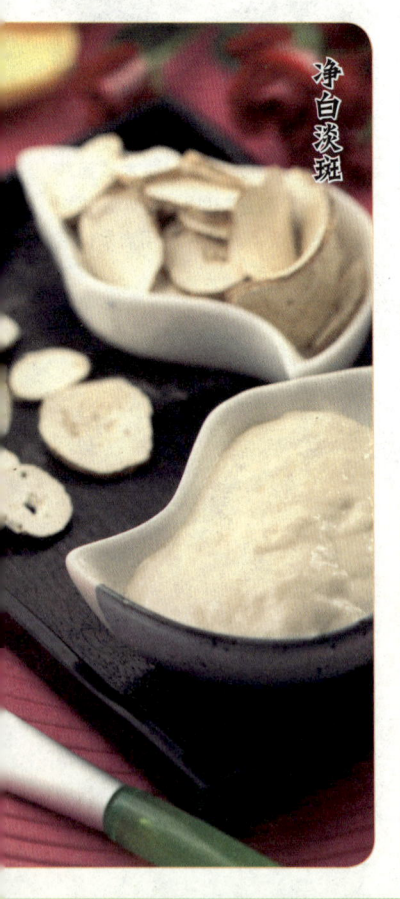

美丽费用：3.5元
美容师小叮咛：

此款面膜不宜白天使用，应当在晚上临睡前使用。另外，此款面膜也不宜天天使用。

材料 白芷1大匙，脱脂牛奶两大匙，石膏适量。

做法 ①将白芷和石膏磨成粉，过筛，取细粉。

②将脱脂牛奶加入白芷、石膏粉中，搅拌均匀，调成糊状。

使用方法 ①洁面后，将本款面膜均匀地涂抹在脸部，避开眼、唇部皮肤，再在面膜上覆盖一层保鲜膜，20分钟后用清水彻底冲洗干净即可。

②每周可以使用1~2次。

净白淡斑

国医小课堂

白芷能促进皮肤新陈代谢，是美容中药中的明星材料之一。近年来，市面上以其为原料的美容品和护肤品数不胜数。如果能使用上"原滋原味"的白芷，美容效果更佳。因此，最好自己到中药店购买白芷，进行研磨。

当归芦笋美白面膜

适用肤质: 各种皮肤
制作方便度: 四星
推荐指数: 四星
美丽费用: 5元
美容师小叮咛:
　　随着当归的价格不断上涨,一些假冒当归也不由地冒出市面,所以女性朋友在选买当归时要多加小心。

材料 芦笋4根,当归5片,白萝卜1小段,燕麦粉1大匙,温开水半杯。

做法 ①将当归放入温开水中浸泡约1小时,滤取当归水。
②白萝卜、芦笋洗净,去皮,切丁,加入当归水中。
③将当归水混合物与燕麦粉一同放入榨汁机中打成泥状,去除杂质即可。

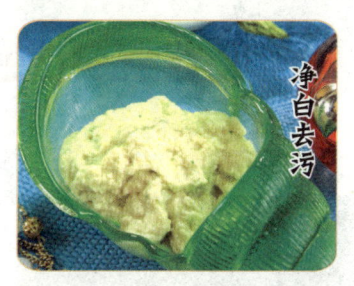

使用方法 ①洗净脸后,将面膜均匀地涂在脸上,避开眼、唇部皮肤,10分钟后用清水洗净即可。
②每周可使用1～2次。

净白去污

菊花白芷淡斑面膜

适用肤质: 各种皮肤
制作方便度: 三星
推荐指数: 四星
美丽费用: 2元
美容师小叮咛:
　　盐和醋皆有刺激性,因此皮肤有创口者或是有痘痘伤口者不宜使用此款面膜。

材料 白芷12克,菊花两朵,盐1小匙,白醋3滴。

做法 ①将白芷放入研钵中,研成细粉。
②菊花以少许沸水冲泡。
③将白芷粉、菊花水、醋和盐一起搅拌均匀。

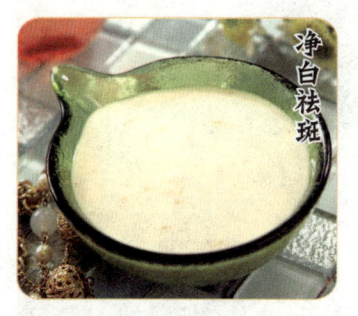

使用方法 ①洗净脸后,将调好的面膜均匀地敷在脸上,避开眼、唇部皮肤,10～15分钟后用温水洗净。
②每周可使用1～2次。

净白祛斑

蜂蜜月季美白面膜

适用肤质：各种皮肤
制作方便度：四星

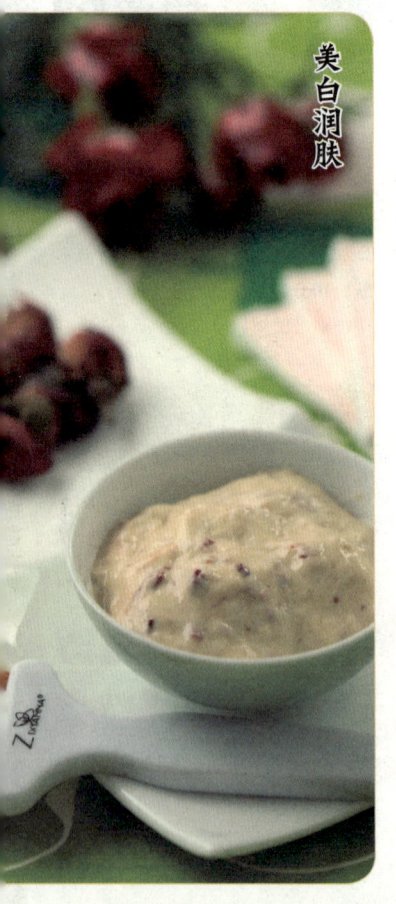

推荐指数：五星
美丽费用：2.5元

美容师小叮咛：

涂敷面膜之后要彻底清洁面部，否则橙子的酸性会刺激皮肤。

美白润肤

材料 蜂蜜3小匙，月季花1朵，橙子半个，面粉适量。

做法 ①橙子去皮，放入榨汁机中搅打成橙汁。
②将蜂蜜、月季花一同加入榨汁机中，与橙汁再次搅打均匀。
③将面粉倒入汁水中，充分搅拌均匀。

使用方法 ①洗净脸后，将调好的面膜均匀地敷在脸上，避开眼、唇部皮肤，为防滴漏，可以在脸部再覆上一张面膜纸，10～15分钟后取下，将脸洗净即可。
②每周可使用1～2次。

国医小课堂

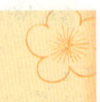

月季花的美容功效丝毫不逊色于玫瑰。另外，月季花还可以用来泡茶或和其他茶饮一起冲泡，经常饮用还可活血调经、消肿排毒，令人青春长驻。

第七章 抗老嫩肤类中药汉方面膜

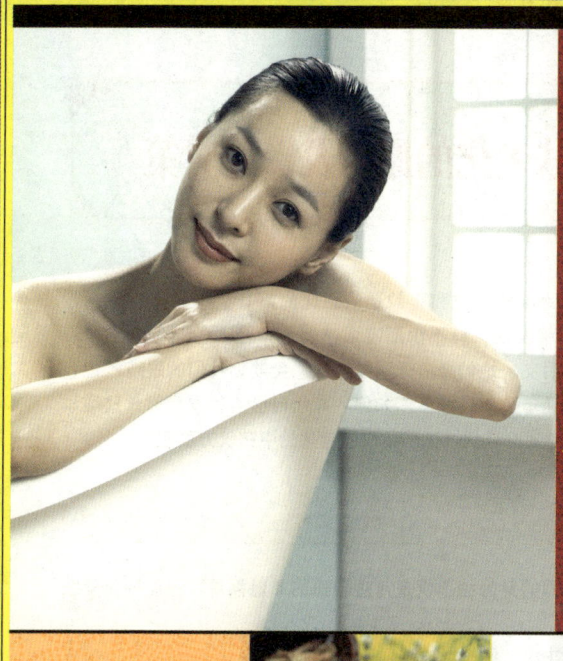

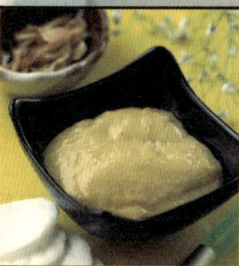

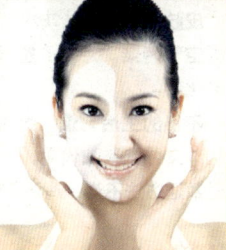

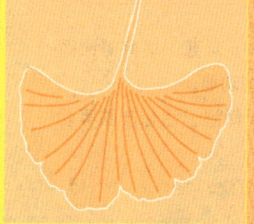

都说岁月无情,那是因为岁月会给我们带来满脸的皱纹。中药汉方面膜不仅能为皮肤提供充足的水分,还可以抹平小细纹,让你永葆青春靓丽!

皮肤老化的原因及保养对策

或许大家会认为皮肤老化和年龄是成正比的，其实不尽然。仔细观察身边的朋友就不难发现，有不少朋友虽然还很年轻，但脸色已呈"衰色"，而另外一些朋友，她们嫩白光滑的皮肤总会欺骗我们的眼睛，让我们误以为她们比实际年龄年轻好多。如何才能让自己随着岁月增长只增添智慧而保持皮肤不老呢？赶快试试防止皮肤老化的中药汉方面膜吧。

形成原因

◎**紫外线照射**。强烈的紫外线不仅是产生色斑的罪魁祸首，还能导致皮肤老化。
◎**皮肤干燥**。皮肤缺水容易产生皱纹，从而加快皮肤老化。
◎**空气污染**。污浊的空气会封锁住毛孔，减慢细胞的更新速度，加速皮肤老化。
◎**不良的生活习惯**。经常熬夜、睡眠不足、吃夜宵等不良的生活习惯都会影响皮肤的新陈代谢。
◎**清洁方法不当**。清洁不彻底或是用高温水清洁皮肤都会造成皮肤老化。

保养对策

◎**多食用抗衰食品**。西红柿、葡萄、西蓝花、胡萝卜、洋葱、菠菜等果蔬以及胶原蛋白、维生素E、核酸等保健品都具有抗衰的功能。
◎**有针对性地选用保养品**。可选用一些具有抗氧化、保湿、活化皮肤等功能的保养品。
◎**应用科技手术**。如果皮肤老化较严重，也可采取手术疗法。

🍁 蜂蜜牛奶抗老面膜

适用肤质: 中性皮肤
制作方便度: 四星
推荐指数: 五星
美丽费用: 3.5元

美容师小叮咛:
制作此款面膜时,也可以用原味的酸牛奶替代奶粉,同样具有美容的效果。

(材料) 蜂蜜1大匙,奶粉3大匙,鸡蛋1个,维生素E胶囊1粒。

(做法) ①将鸡蛋磕破,取蛋清备用。
②将维生素E油液、蛋清、蜂蜜、奶粉放在面膜碗里,搅拌均匀即可。

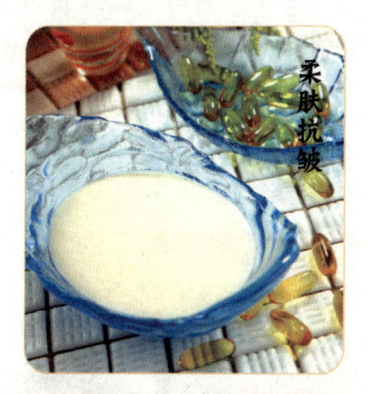

(使用方法) ①清洁面部后,将面膜敷在脸上,避开眼、唇部皮肤,15分钟即可用温水洗净。
②每周使用1~2次。

柔肤抗皱

🍁 栗子蜂蜜祛皱面膜

适用肤质: 中性皮肤
制作方便度: 四星
推荐指数: 五星
美丽费用: 2.5元

美容师小叮咛:
栗子不仅可以用来制作面膜,还可以生吃,或是用作食材。但是栗子中的含糖量较高,糖尿病患者应慎食。

(材料) 栗子4个,蜂蜜1小匙。

(做法) ①将栗子去壳、蒸熟、捣烂。
②将蜂蜜加入栗子泥中,充分搅拌均匀即可。

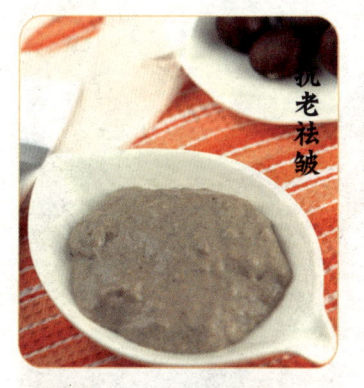

(使用方法) ①洗净脸后,将此面膜均匀涂抹在脸部,避开眼、唇部皮肤,15分钟后用温水洗净即可。
②每周使用1~3次。

抗老祛皱

白芷杏仁抗皱面膜

适用肤质：各种皮肤
制作方便度：四星
推荐指数：五星

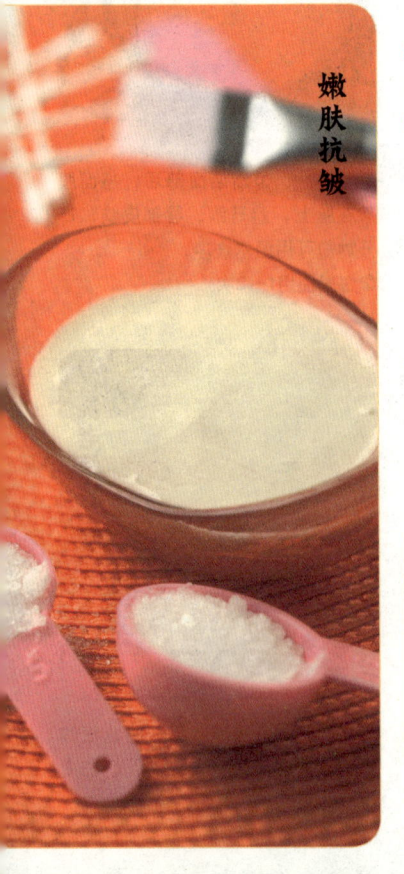

美丽费用：3元
美容师小叮咛：

制作此款面膜时，要注意浓稠度，不宜过稀，否则在使用时会滴漏。

嫩肤抗皱

材料 白芷粉3克，杏仁粉9克，面粉1大匙，冰片粉少许，蜂蜜适量。

做法 ①将杏仁粉、白芷粉、冰片粉过筛，取细粉。
②将筛取的细粉与面粉调匀，保存在面膜碗中。
③将蜂蜜加少许温水调至黏稠状，然后加入面膜碗中，与细粉、蜂蜜水调匀。

使用方法 ①洁面后，将本款面膜涂于脸上，避开眼、唇部皮肤，10~15分钟后用温水彻底清洗干净即可。
②每周可以使用2~3次。

国医小课堂

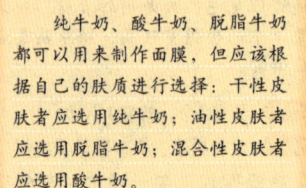

纯牛奶、酸牛奶、脱脂牛奶都可以用来制作面膜，但应该根据自己的肤质进行选择：干性皮肤者应选用纯牛奶；油性皮肤者应选用脱脂牛奶；混合性皮肤者应选用酸牛奶。

🍁 双粉蛋清抗皱面膜

适用肤质：中性、油性皮肤
制作方便度：三星
推荐指数：四星
美丽费用：3.5元

美容师小叮咛：

绿茶粉不仅对皮肤具有美容的作用，同时也能保健牙齿。

材料 干绿茶两小匙，干橘皮1小匙，鸡蛋1个。

做法 ①将干橘皮和干绿茶分别研磨成细致粉末，过筛，筛取细粉。
②将鸡蛋打破去壳，留取蛋清备用。
③将橘皮粉、绿茶粉、蛋清一同放入面膜碗中，调匀成糊状待用。

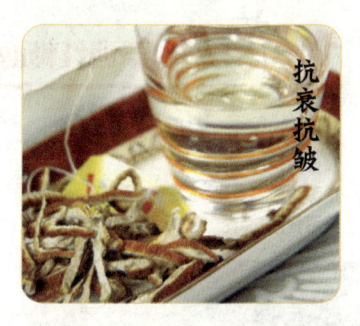

使用方法 ①洁面后，将本款面膜敷于脸上，避开眼、唇部周围的皮肤，10～15分钟后用清水冲洗干净即可。
②每周可使用2～3次。

抗衰抗皱

🍁 蛋清菊花祛皱面膜

适用肤质：混合性、油性皮肤
制作方便度：五星
推荐指数：五星
美丽费用：3元

美容师小叮咛：

敷完此款面膜后的皮肤尤其忌讳太阳直射，所以最好在晚上使用此款面膜。

材料 珍珠粉1克，干菊花5克，鸡蛋1个。

做法 ①先将干菊花研磨成粉末；鸡蛋去壳，滤取蛋清。
②将干菊花粉、珍珠粉、蛋清一起放入面膜碗中，搅拌均匀即可。

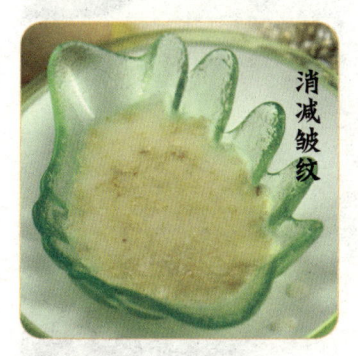

使用方法 ①洗净脸后，取少许此面膜涂抹于脸部及眼角处，20分钟后用温水洗净。
②每周使用2～3次。

消减皱纹

茯苓甘草西红柿面膜

适用肤质: 各种皮肤
制作方便度: 四星
推荐指数: 五星
美丽费用: 5元

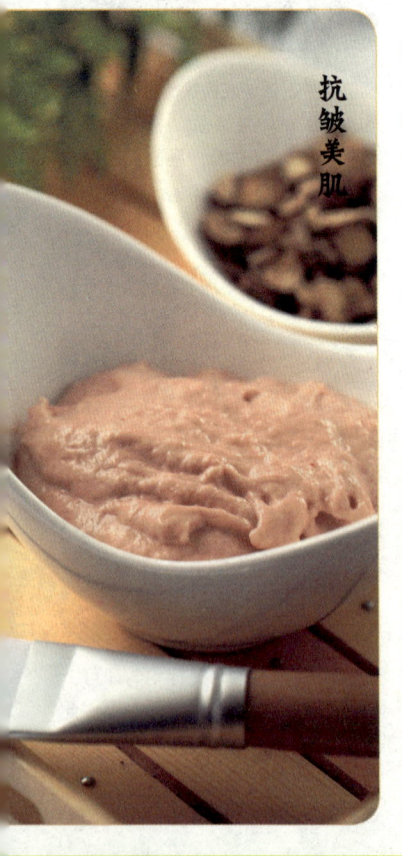

抗皱美肌

美容师小叮咛:

如果此款面膜制作得过多,也不要浪费,可以涂抹于颈部、手部或身上其他部位,同样具有美肤的作用。

材料 甘草粉、茯苓粉各两大匙,蜂蜜1小匙,小西红柿5个。

做法 ①西红柿洗净,加入适量矿泉水榨取汁液。
②将甘草粉、茯苓粉过筛,筛取细粉,再将细粉缓慢倒入西红柿汁中,拌匀,最后加入蜂蜜调匀。

使用方法 ①洁面后,用面膜刷蘸取本款面膜涂在脸上,避开眼、唇部皮肤,15分钟后用清水洗净。
②每周使用两次为宜。

国医小课堂

预防皱纹的按摩操:

◎**预防额头皱纹按摩操**。可用拇指旋转按揉易生皱纹的部位,能促进血液循环,长期坚持可减缓皱纹的产生过程。

◎**预防法令纹按摩操**。以拇指沿着法令纹往上推至颊车穴,每次3个来回。

三白嫩肤抗衰面膜

适用肤质：各种皮肤
制作方便度：五星
推荐指数：四星
美丽费用：3元
美容师小叮咛：

白术、白芍、白茯苓三者除了可以搭配制作面膜，还可以搭配在一起泡茶饮用，同样能起到美容养颜的作用。

材料 白术粉、白芍粉、白茯苓粉各1小匙，蒸馏水适量。

做法 ①将白芍粉、白术粉、白茯苓粉放入面膜碗中。

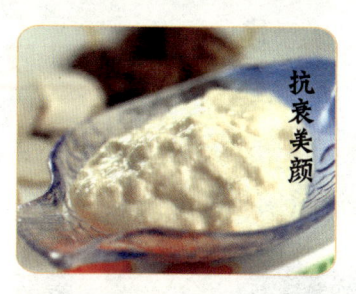

②在混合物中加入适量蒸馏水，搅拌成糊状。

使用方法 ①洗净脸后，将面膜涂在脸上，避开眼睛和嘴唇周围，10～15分钟后用清水洗净，然后按一般程序对面部皮肤进行护理即可。
②每周进行两次为宜。

抗衰美颜

甘草当归绿豆面膜

适用肤质：各种皮肤
制作方便度：四星
推荐指数：四星
美丽费用：4元
美容师小叮咛：

绿豆粉具有很强的清洁作用，不宜天天使用，尤其是皮肤敏感的女性朋友，更应当适量使用。

材料 当归3块，甘草粉、绿豆粉各1小匙，面粉、甘油各少许。

做法 ①将当归包在纱布内，在温水中浸泡5分钟。

②取5小匙当归液，倒入适量绿豆粉与甘草粉，搅拌均匀。

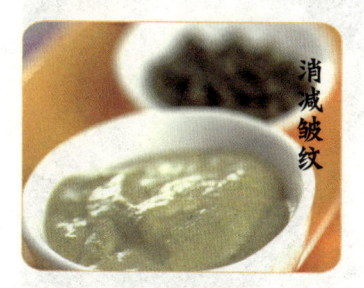

③在上述混合物中加入少许面粉、甘油，搅拌至黏稠状即可。

使用方法 ①将制好的面膜薄而均匀地涂抹在除嘴唇、眼圈之外的整个面部，10分钟后用清水洗净即可。
②每周可使用1次。

消减皱纹

当归川芎抗皱面膜

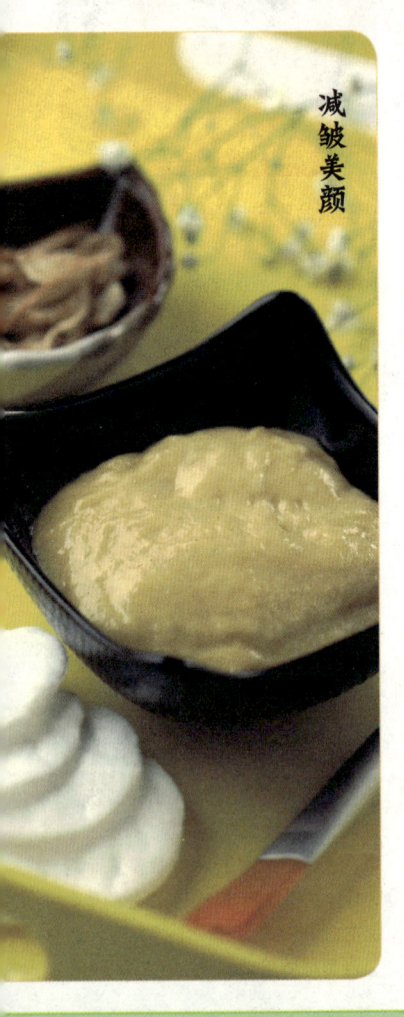

减皱美颜

适用肤质： 各种皮肤
制作方便度： 四星
推荐指数： 五星
美丽费用： 3元
美容师小叮咛：

如果觉得将当归和川芎研磨成粉末比较麻烦，可在中药店购买时请店方帮忙。

材料 当归、川芎各15克，鸡蛋1个。

做法 ①鸡蛋去壳，放入面膜碗中。
②将当归、川芎研磨成粉，一同放入鸡蛋中，充分搅拌均匀。

使用方法 ①洁面后，取适量本款面膜均匀地涂在脸上，避开眼、唇部四周的皮肤，20分钟后用温水洗净即可。
②每周可使用1～2次。

国医小课堂

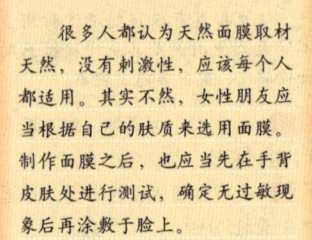

很多人都认为天然面膜取材天然，没有刺激性，应该每个人都适用。其实不然，女性朋友应当根据自己的肤质来选用面膜。制作面膜之后，也应当先在手背皮肤处进行测试，确定无过敏现象后再涂敷于脸上。

✱ 淮山丹参祛皱面膜

适用肤质: 各种皮肤
制作方便度: 四星
推荐指数: 四星
美丽费用: 5元

美容师小叮咛:
　　有人误认为丹参和党参是同一种物质,其实是两种完全不同的药材,大家在购买时要区分开来。

（材料）丹参2～3片,白及、桃仁、白芷、淮山各5克。

（做法）①将白芷、白及、桃仁、淮山磨成粉,混合均匀。
②丹参用50毫升热水浸泡20分钟,沥出汁液。
③将中药粉与丹参汁混合成糊状。

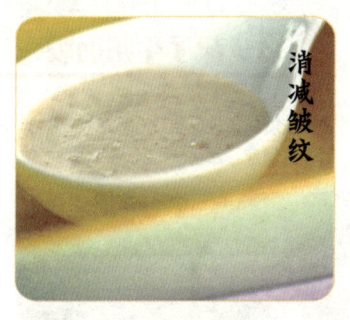

（使用方法）①洗净脸后,将面膜涂在脸上,避开眼、唇部皮肤,20分钟即可用温水洗净。
②每周使用两次为宜。

消减皱纹

✱ 茯苓双白面膜

适用肤质: 各性皮肤
制作方便度: 四星
推荐指数: 四星
美丽费用: 5元

美容师小叮咛:
　　油性皮肤的女性朋友在制作此款面膜时,可以用清水替代蜂蜜。

（材料）当归、白及、茯苓、白芷、杏仁各5克,蜂蜜适量。

（做法）①将茯苓、白芷、当归、白及及杏仁磨成粉,搅匀。
②将这些药粉混合,加适量的水调成糊状,最后加入蜂蜜混合均匀。

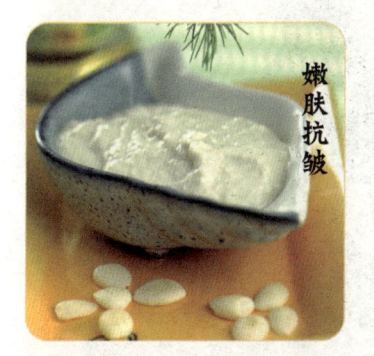

（使用方法）①洗净脸后,将此面膜涂在脸上,避开眼、唇部皮肤,20分钟后用温水洗净。
②每周可使用1～2次。

嫩肤抗皱

枸杞子牛奶面膜

适用肤质： 各种皮肤
制作方便度： 四星

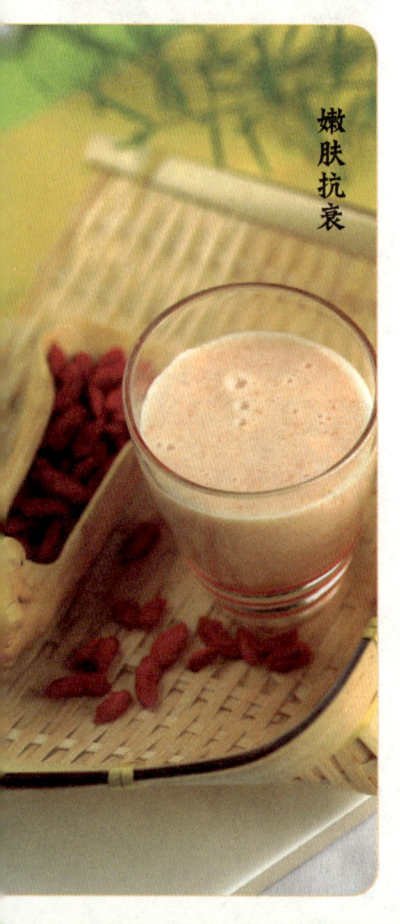

推荐指数： 四星
美丽费用： 4元

美容师小叮咛：

枸杞子不仅能制作面膜，也能入药、泡酒，甚至嚼服。

材料 枸杞子3大匙，牛奶半杯。

做法 ①将枸杞子浸入水中泡约30分钟，取出捣烂，取汁备用。
②将枸杞子汁和牛奶在面膜碗里搅拌均匀即可。

使用方法 ①彻底清洁脸部后，将面膜纸放入调好的面膜中完全浸透，然后敷在脸上20分钟后用温水洗净即可。
②每周可使用1~2次。

嫩肤抗衰

国医小课堂

每天晚上临睡前，端坐于床前，用双手拇指或中指分别按压双腿的外侧，并用掌心呈环形对此处进行摩擦，力度适中，逐渐扩大范围，以局部出现酸胀感为宜。这套活血按摩操简便易学，长期坚持做可改善肤色，使面部红润。

泽泻白术美容面膜

适用肤质：各种皮肤
制作方便度：五星
推荐指数：四星
美丽费用：3元
美容师小叮咛：

茯苓既可制成面膜，又可入药，但虚寒精滑者忌服。

（材料）白术20克，茯苓、泽泻各15克，面粉少许，纯净水适量。

（做法）①将所有药材粉末与面粉混合在一起后过筛，筛取细致粉末，保存在密封罐中。
②取2～3小匙粉末，加适量纯净水调成糊状即可。

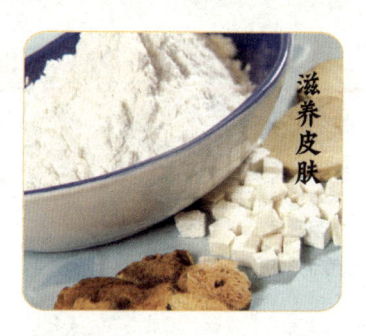

（使用方法）①洁面后，用面膜刷蘸取本款面膜均匀地涂在脸上，避开眼、唇部皮肤，15分钟后冲洗干净即可。
②每周可使用2～3次。

滋养皮肤

薏仁百合蜜面膜

适用肤质：干性皮肤
制作方便度：四星
推荐指数：五星
美丽费用：3元
美容师小叮咛：

蜂王浆不仅可用于制作面膜，还可食用，但不宜用开水或茶水冲服，并且不适用于花粉过敏者。

（材料）干百合、蜂王浆各1大匙，薏仁两大匙。

（做法）①薏仁、干百合洗净、沥干。
②将薏仁、干百合放入锅中，加入适量纯净水，用小火煮至稀稠即可关火。
③加入蜂王浆，搅拌均匀，冷却待用。

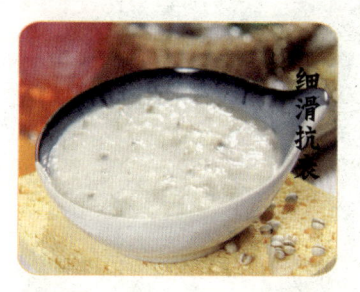

（使用方法）①洁面后，用面膜刷将本款面膜涂在脸上，避开眼、唇部皮肤，15分钟后用清水清洗干净即可。
②每周可使用2次。

细滑抗衰

芦荟牛蒡绿茶祛皱面膜

适用肤质： 各种皮肤
制作方便度： 三星
推荐指数： 五星
美丽费用： 4元
美容师小叮咛：

芦荟和龙舌兰的形态相似，但是龙舌兰具有毒性，尤其忌食。女性朋友在购买芦荟时，可要区分好了。

材料 芦荟、牛蒡各1段，绿茶粉1大匙。

做法 ①牛蒡去皮，洗净，切段，放入榨汁机中，加3大匙开水搅打成泥。②芦荟去皮，放入榨汁机中榨取汁液。③将绿茶粉与牛蒡泥、芦荟汁一同搅拌成泥状。

使用方法 ①洗净脸后，将调好的面膜均匀地敷在脸上，避开眼、唇部皮肤，稍加按摩，10分钟后用清水洗净即可。②每周可使用1~2次。

抗老祛皱

国医小课堂

祛皱小窍门：

◎ **冷水洗脸。** 冷水洗脸可以促进血液循环、收缩毛孔、预防皱纹。

◎ **补充水分。** 皱纹的产生很多时候是由于干燥，所以补水对于预防皱纹是至关重要的。除了要使用含水分多的护肤品，还要经常饮水。

◎ **常做按摩操。** 经常对脸部进行按摩，可以活跃细胞，促进血液循环，有效预防皱纹的出现。